NOOIT MEER HOOFDPIJN

NOOIT MEER HOOFDPIJN

Christina Peterson

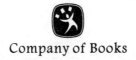

Company of Books

Oorspronkelijke titel : The women's migraine survival guide
Auteur: Christina Peterson, M.D.

© 1999 Christina Peterson, M.D.
First published in 1999 by Quill
Published in arrangement with HarperCollins Publishers Inc, New York

Nederlandse vertaling : © 2004 Company of Books, Leeuwarden

Vertaling: Aat van Uyen
Productie : Studio Imago, Amersfoort
Omslagontwerp : Villagrafica, Amsterdam

Niets uit deze uitgave mag worden verveelvoudigd en/of openbaar gemaakt,
door middel van druk, fotokopie, microfilm of op welke andere wijze ook,
zonder voorafgaande schriftelijke toestemming van Company of Books BV,
Westersingel 52, 8913 CL Leeuwarden.

*No part of this book may be reproduced in any form, by print, photoprint, microfilm
or any other means, without writtten permission from Company of Books BV,
Westersingel 52, 8913 CL Leeuwarden.*

NUR 860

ISBN 90 7709 165 3 / EAN 9 7890 7709 165 4

www.companyofbooks.nl

INHOUD

Dankwoord	VII
1 Wat is migraine?	1
2 Een goede dokter: de eerste stap naar verbetering	35
3 Migraine-triggers en wat eraan te doen	67
4 Migraine en menstruatie	87
5 Migraine en zwangerschap	101
6 Migraine en de overgang	117
7 Medicijnen die het verschil maken	129
8 Niet-medicamenteuze geneeswijzen	145
9 Migraine thuis en op het werk	167
Nawoord: Migraine en de toekomst	185
Bijlage: Nuttige adressen en websites	189
Literatuur	191
Register	207
Over de auteur	215

DANKWOORD

Ik wil vooral Wanda Urbanska danken voor haar uitgebreide assistentie met het manuscript. Dank ook aan Chris Adamek voor haar hulp met het aanvankelijke concept en haar idee dit boek te schrijven. Ik wil ook Susan Weinberg, uitgever, en Jen Hart, verkoopmanager, van HarperPerennial bedanken voor hun steun bij dit project. Ik dank ook Mike Bradley voor zijn technische adviezen. Hartelijke dank aan Peggy Tucker voor haar opgewekte verwerking van eindeloze faxen en andere inbreuken op de praktijk die door 'het boek' werden gemaakt. Dank aan alle vrienden en familieleden die deze onderneming hebben gesteund en hebben geaccepteerd dat het zoveel tijd kostte. Mijn dank ook aan alle patiënten die me enthousiast hebben aangespoord en van wie ik nog steeds veel over migraine leer. En vooral dank aan Laureen Rowland, mijn uitgever, voor de geweldige begeleiding van een debuterende auteur door de labyrinten van de uitgeverswereld.

HOOFDSTUK 1

WAT IS MIGRAINE?

Haar migraine kwam zonder waarschuwing en schakelde Amy tijdelijk uit. Het voelde alsof haar hoofd in een bankschroef zat, wat een gestage, kloppende pijn veroorzaakte die alleen werd onderbroken door de drilboor aan één kant van haar hoofd. Amy kon niet meer naar haar werk, ze kon niet eens de slaapkamer uit. Het enige wat ze nog kon, was doodstil in het donker in bed liggen; de geringste beweging, een sprankje licht of een miniem geluid maakte de pijn erger.

Deze hoofdpijn was zwaarder dan die ze eerder had gehad, maar hij was niet helemaal vreemd voor Amy. Ze had deze martelgang al veel vaker gemaakt. Terwijl ze daar lag alsof ze in coma was, dacht Amy aan de eerste migraineaanval die ze als kind had gehad. Het deed zo'n pijn dat ze haar moeder smeekte haar hoofd af te hakken. Als haar moeder er nu nog was geweest, zou ze haar waarschijnlijk hetzelfde hebben gevraagd, als het haar maar uit de ellende hielp.

Als u een vrouw bent en last van migraine hebt, lijken uw ervaringen waarschijnlijk op die van Amy. Het is misschien enigszins een troost dat u niet alleen bent, integendeel, miljoenen hebben dezelfde pijn. Hoewel ook mannen migraine kunnen krijgen, is het niet eerlijk verdeeld. Van de naar schatting 900.000 mensen die aan migraine lijden, is ongeveer 600.000 vrouw. De verhouding van het aantal vrouwelijke tot mannelijke migrainelijders wordt op 3:1 geschat.

Welke vrouwen hebben de grootste kans op migraine?

Dat zijn vrouwen net als – en inclusief – u en ik. Hoewel migraine mensen in vrijwel iedere leeftijdsgroep kan treffen, van peuters tot ouderen, is de gemiddelde lijder aan de ziekte een vrouw in de vruchtbare jaren, terwijl bij één onderzoek bleek dat vrouwen van in de veertig er het meest door getroffen werden. Migraine komt in iedere etnische groep voor, maar blanke vrouwen hebben er een iets hogere kans op dan vrouwen van Afrikaanse en Aziatische afkomst. Uit recent onderzoek blijkt dat degenen uit agrarische gebieden een iets grotere kans op migraine hebben dan bewoners van de grote steden. Het is reeds lang bekend dat migraine in sommige families vaker voorkomt dan in andere. Als uw moeder, grootmoeder en oom migraine hadden, hebt u een grotere kans op de ziekte dan normaal. Hoewel niet bekend is hoe dat komt, laat recent onderzoek, in tegenstelling tot het oudere, zien dat migraine meer voorkomt bij mensen met een lage opleiding dan bij degenen die verder hebben geleerd. Ondanks dit alles weten we dat migraine personen van alle leeftijden, etnische groepen, economische segmenten en beroepen treft.

Hoewel ik neuroloog ben en me specialiseer in migraine en hoofdpijn en kennis van de meest geavanceerde medische en farmaceutische ontwikkelingen en doorbraken in het migraineonderzoek heb, ben zelfs ik niet immuun voor de verpletterende kracht van deze gemene, bonkende hoofdpijn. Al sinds mijn twaalfde heb ik geleden onder de kwellingen van migraine. Zo overheersend waren ze in mijn leven dat ik vaak tijdens mijn college neurologie een aanval kreeg. Ziek tot in mijn maag, met bonzend hoofd, moest ik de zaal verlaten.

In dit hoofdstuk geef ik een overzicht van migraine en zijn belangrijkste symptomen, de verschillende soorten die er zijn en theorieën over het ontstaan ervan; verder bespreek ik twaalf veelgehoorde sprookjes over migraine, maar ook de echte feiten. U kunt een vragenlijst invullen om na te gaan of u echt migraine hebt of dat het iets anders is. Bovendien bespreek ik waarom vrouwen meer last van migraine hebben dan mannen en zeg ik iets – zet u schrap – over het 'goede' nieuws over migraine.

Als blijkt dat u aan migraine lijdt, laat me u dan zowel vanuit het gezichtspunt van de arts als dat van de medepatiënt verzekeren dat er wel degelijk manieren zijn om deze hoofdpijnen te voorkomen en ze te behandelen als ze toch ontstaan. Ik zal u vertellen hoe ik met mijn eigen migraine omga. Het doel van mijn boek is u te helpen effectief met die van uzelf om te gaan.

In latere hoofdstukken zal ik de aanzienlijke verbeteringen bespreken die nieuwe medicijnen hebben opgeleverd, waarvan vele nog maar pas zijn geïntroduceerd. Ze helpen bij veel vrouwen, waaronder sommigen die weinig of geen baat hebben gehad bij andere medicijnen. Sommige van deze nieuwe middelen hebben het voordeel dat ze zeer snel werken, vaak binnen enkele minuten, waardoor deze vrouwen een normaal leven kunnen leiden en geen kostbare uren en dagen hoeven te verliezen.

Ik geef ook informatie over alternatieve pijnbestrijding, van massage en acupunctuur tot aromatherapie en kruidenmiddeltjes. Aan sommige hiervan zou u misschien nooit gedacht hebben, maar ze kunnen zowel de pijn als het aantal keren dat u migraine hebt verminderen.

Nog belangrijker, ik zal u uitrusten met zo veel mogelijk kennis om uzelf voor te bereiden op het opkomen van een verlammende hoofdpijn. Het zal u misschien verbazen dat de middelen ter preventie die worden beschreven, variërend van het bijhouden van een migrainedagboek tot het herkennen en elimineren van de factoren in het eten, de hormoonhuishouding en de leefwijze die een aanval opwekken, u nog de meeste verlichting zullen bieden.

MAAR HET IS ALLEEN MAAR HOOFDPIJN!

Ongetwijfeld hebt u deze opmerking, die het alleen maar erger maakt, talloze keren gehoord, misschien van uw vrienden, uw chef, uw collega's en misschien zelfs van uw man en kinderen. Als anderen denken 'het is alleen maar hoofdpijn' is de enige oplossing een pijnstiller te nemen en door te gaan met uw leven. Deze mensen hebben duidelijk nooit de verlammende pijn van migraine meegemaakt, ze krijgen het gewoon niet.

'Mensen horen het woord "hoofdpijn" en denken meteen "paracetamol"', zei Cindy, 31 en al bijna twintig jaar migrainepatiënt, 'en ik denk, fijn hoor, een pleister op een kogelwond.'

Zoals degene die er last van heeft, maar al te goed weet, laat migraine zich niet zo gemakkelijk wegsturen. Lucy, 28, zei het zo: 'Migraine is als een vrachttrein, een rugbywedstrijd, een heimachine, allemaal tegelijk in je hoofd.'

Anders dan de kleine en tijdelijke hoofdpijntjes waar anderen aan denken als ze u adviseren een aspirientje te nemen, is migraine veel ernstiger en heeft deze ziekte veel grotere gevolgen. Hoe hard u ze ook bestrijdt, beroven voortdurende migraineaanvallen u van uren en dagen van uw werk en gezinsleven. Het zal niet ongewoon zijn dat u de vakantie moet uitstellen waar u zo smartelijk op gewacht hebt of een etentje moet afzeggen omdat u lichamelijk niet in staat bent te gaan. U moet de zeggenschap over uw leven prijsgeven.

Veel vrouwen met migraine voelen verdriet en wrok over het verlies van een groot stuk van hun leven. 'Een van de ergste dingen van migraine is voor mij dat ik mijn leven moet stilzetten en moet wachten tot de migraine over is,' zei Carol, 34, die al sinds ze vijftien is aan migraine lijdt.

Laura, 29, migraine sinds haar twaalfde, voegt hieraan toe: 'Een van de ergste dingen is de angst over *wanneer* dat gat van 24 of 48 uur zal vallen. Waar zal ik zijn als het opkomt? Achter het stuur? Op de bruiloft van mijn zus? De onzekerheid is bijna erger dan de pijn.'

Vrouwen met wie ik gesproken heb, zowel in mijn praktijk als bij de spreekbeurten die ik in het hele land geef, beschrijven dat gevoel vaak en vertellen dat hun leven feitelijk rond mogelijke tekenen van een naderende aanval draait. Uit onderzoek aan vrouwen met migraine blijkt dat bijna eenderde meldt dat hun leven wordt gedomineerd door de angst voor de volgende aanval.

Migraine kan en mag ons leven niet beheersen. Ik heb dit boek geschreven om te helpen migraine een plaats te geven en u terug te brengen naar waar u hoort, aan het roer van uw leven, waar u de dingen doet die nodig zijn en die u graag doet en wel op het tijdstip dat het *u* schikt, niet afhankelijk van de grilligheid van migraineaanvallen.

HERKENT U ZICH HIERIN?

Hoe weet u dat u aan migraine lijdt? Vergelijk het volgende scenario eens met uw eigen ervaringen met hoofdpijn.

U staat op het punt te vertrekken om op een naar u hoopt heerlijke vakantie met het gezin te gaan. U kijkt er al tijden naar uit. U hebt plannen gemaakt, reserveringen bevestigd, de hondenoppas instructies gegeven en net dat laatste rapport terzijde gelegd. Eindelijk is het beloofde land in zicht!

Dan begint u te merken dat het licht in de huiskamer u begint te hinderen – werd het niet opeens sterker? Misschien heeft iemand er een nieuw, sterker peertje ingedraaid. Er hangt echter ook een halo rond de halogeenlamp, die er gisteravond niet was.

Misschien bent u alleen maar moe. Of gestresst. Tenslotte hebt u in drie dagen vijftien uur overgewerkt om deze trip te kunnen maken. Het wordt tijd dat u van uw welverdiende rust kunt genieten. Toch, hoe meer u probeert te ontkennen dat uw hoofd vreemd begint aan te voelen, des te meer dat misselijke gevoel in uw maag opborrelt. Ja, het is migraine. Binnen de kortste keren ligt u stil als een standbeeld plat op uw rug, in uw kamer, de lichten uit, de gordijnen dicht. U smeekt uw gezin zonder u te gaan. U haakt wel weer in als u zich beter voelt. Maar ze geven niet toe. Ma is ziek, de trip gaat niet door. 'Waarom heb je altijd hoofdpijn als we iets leuks gaan doen?', vragen de kinderen.

Schuldgevoel en verdriet dragen bij tot de doordringende, alles overheersende pijn.

Of neem de 31 jaar oude Ashley. Over een paar dagen is ze ongesteld en op de klok af begint haar hoofd te kloppen. Ze is misselijk. Haar nek doet pijn. Ze kan niet overeind zitten. Ze kan niet naar haar werk. En ze begrijpt niet waarom dit iedere maand moet gebeuren.

EEN NIET-HERKENDE AANDOENING

Als u dit boek leest, weet of vermoedt u dat u of iemand om wie u geeft migraine heeft. In feite blijven veel vrouwen in stilte lijden, zonder diagnose en behandeling.

Uit een recent onderzoek van de bekende hoofdpijnonderzoeker Richard Lipton, neuroloog aan het Albert Einstein College of Medicine in New York, bleek dat van de 31.000 ondervraagde mensen bijna 3.100, of ongeveer tien procent, hoofdpijnen had die volgens de International Headache Society als migraine konden worden geclassificeerd. Bijna de helft van deze tien procent had geen idee dat hetgeen waar ze last van hadden, migraine was.

Deze onbewuste migrainelijders hadden zichzelf 'diagnosen' zoals 'sinushoofdpijn' of 'stresshoofdpijn' opgeplakt. Uit de symptomen die ze meldden, evenals hun beschrijving van de pijn, bleek dat ze in werkelijkheid aan migraine leden. 'Ondraaglijk', 'martelend' en 'hels' waren enkele termen die ze gebruikten. Wat wellicht nog belangrijker is, de onderzoekers ontdekten dat jongeren (onder de 30) hun hoofdpijn minder snel als migraine herkennen en ze vaker afdeden als 'stress', terwijl veel mensen boven de 30 in de foutieve veronderstelling verkeerden dat ze last hadden van voorhoofdsholteproblemen. Niet verrassend was het dat de meeste onderzochte vrouwen maar al te snel hun hoofdpijn met stress in verband brachten.

Migraine wijkt echter in veel opvallende opzichten af van andere soorten hoofdpijn, zoals spanningshoofdpijn en sinushoofdpijn. We laten nu zien hoe u kunt weten of u aan migraine lijdt.

Is het migraine? Test uzelf

Hier volgen enkele vragen om erachter te komen of uw hoofdpijn migraine is. (Laat u niettemin door uw huisarts onderzoeken om er echt zeker van te zijn.) Antwoord met ja of nee op de volgende vragen.

	Ja	Nee
1. Mijn hoofdpijn is hevig en kloppend.	☐	☐
2. Ik ben vaak misselijk tijdens een aanval.	☐	☐
3. De hoofdpijn komt voor of tijdens de menstruatie op.	☐	☐
4. Mijn moeder of zuster (of ander familielid) had hetzelfde soort hoofdpijn.	☐	☐
5. Ik heb niet kunnen werken of heb belangrijke gebeurtenissen gemist door de hoofdpijn.	☐	☐
6. Ik kan geen licht of geluid verdragen als ik zware hoofdpijn heb.	☐	☐
7. Te veel bewegen of vooroverbuigen maakt de pijn erger.	☐	☐
8. De pijn zit vaak aan één kant van het hoofd.	☐	☐
9. Pijnstillers helpen niet veel of helemaal niet.	☐	☐
10. De hoofdpijn kan duren van ongeveer vijf uur tot een aantal dagen.	☐	☐

Als u meer dan drie van deze vragen met ja kunt beantwoorden, kunt u inderdaad aan migraine lijden. Als u zes keer of meer met ja hebt geantwoord, is dit zeer waarschijnlijk. Laat uw huisarts de uiteindelijke diagnose stellen.

Als u denkt dat u migraine hebt, kan het veel helpen om precies te weten wat migraine is. U weet dat het zware hoofdpijn is, maar wat komt er nog meer bij?

BELANGRIJKSTE SOORTEN MIGRAINE

Migraine is in twee grote categorieën in te delen: het type waaraan een waarschuwing of aura voorafgaat en het type waarbij dat niet het geval is. Vroeger werd het eerste type 'klassieke migraine' en het tweede 'gewone migraine' genoemd. Of er nu wel of geen waarschuwing plaatsvindt, er is geen twijfel meer mogelijk wanneer de pijn toeslaat – het voelt alsof er een trein door uw hersenen dendert.

Lichtshow

Ongeveer 15 tot 20 procent van de migrainelijders krijgt een aura, een neurologisch symptoom dat meestal het gezichtsvermogen aan één kant treft en voorafgaat aan de hoofdpijn. Daardoor heeft de patiënt nog de tijd medicijnen te nemen voor de pijn begint. Een aura kan wel een uur duren, maar meestal is dit vijf tot 30 minuten en ze kan nog doorgaan als de pijn al is begonnen. Bij veel vrouwen gaat de aura gepaard met veranderingen in het gezichtsvermogen. Sommige zien lichtflitsen of bliksemflitsen, vaak aan de rand van het gezichtsveld.

Anderen krijgen een zogeheten scotoom, een blinde vlek, vaak in het midden van het gezichtsveld. Ook tunnelzien kan optreden. Complexe visuele verschijnselen worden ook beschreven, vaak lineaire beelden, zoals een hekwerk of zigzagpatronen. Ook kunnen er gekleurde vlekken verschijnen, evenals maansikkelvormen, vooral aan de rand van het gezichtsveld.

Sommige migrainelijders gaan onscherp zien. In zeldzame gevallen treden complexe en zelfs surrealistische beelden op. Eén patiënt meldde zelfs dat ze het schilderij *The Blue Boy* van Thomas Gainsborough of de vier rode rozen van een whiskyreclame als aura had.

Aura's kunnen ook niet-visuele verschijnselen bevatten. Het meest voorkomende hiervan is paresthesie, gevoelloosheid of een tintelend gevoel, meestal in de armen of het gezicht of beide. 'Ik krijg het gevoel van speldenprikken in mijn gezicht voordat de migraine begint,' zegt Lana, 35.

Spierslapte en ongearticuleerd spreken kunnen ook deel van de aura uitmaken, hoewel dit symptoom minder vaak voorkomt dan paresthesie. Verslapping of gevoelloosheid van een arm of minder vaak van een been kan ook optreden. In zeldzame gevallen kan iemand niet in staat zijn woorden of zinnen te formuleren; dit symptoom, dat op de verschijnselen van een beroerte lijkt, kan heel alarmerend zijn.

Na de aurafase begint de pijn. Hoofdpijn kan aan dezelfde kant als de aura maar ook aan de andere kant optreden. Meestal begint migraine aan één kant, maar soms aan beide zijden. De meest voorkomende plaatsen zijn de gebieden rond en achter de ogen, de slapen en het achterhoofd. De pijn kan zich ook verplaatsen.

Tijdens de hoofdpijn kunnen hard geluid, fel licht of sterke geuren ondraaglijk zijn. De pijn wordt vaak erger door vermoeidheid, zoals door trappenlopen.

Migraine zonder aura

Migraine zonder aura verloopt net zo als die mèt. Er zijn geen waarschuwende symptomen. Er kan echter een vage waarschuwingsperiode zijn. Deze wordt prodroom genoemd en kan enkele uren voor de migraine optreden of zelfs de dag ervoor. Tot de prodroom kunnen de volgende symptomen behoren:

- hevige trek
- gebrek aan eetlust
- dorst
- vasthouden van vocht
- veel moeten plassen
- constipatie of diarree
- geeuwen
- moeite hebben zich te concentreren
- rusteloosheid
- slaperigheid
- depressiviteit
- kouwelijkheid.

Met zo'n lijst is er iedere dag wel iets dat op een naderende migraineaanval wijst. Als u de symptomen echter eenmaal kent en weet hoe ze zich bij u manifesteren, kunt u leren ze van elkaar te onderscheiden, bijvoorbeeld een normale trek van de premigraine-trek.

'Ik word altijd heel moe of ik krijg honger voor een migraineaanval. Soms raakt mijn neus verstopt aan de kant van de hoofdpijn,' zegt Jerri, 34, al vele jaren een patiënt van me.

'Er zijn verschillende hints voor een migraineaanval,' zegt Jane, 45, die reeds lang migraine heeft. 'Veel moeten plassen en geeuwen zijn er twee. Ik heb ook altijd veel meer of veel minder energie dan normaal. Soms ben ik van tevoren in een slecht humeur.'

Claudia, 29, zegt dat ze voor de aanval 'een vervreemd gevoel' krijgt. 'De dingen voelen onwerkelijk aan, een beetje zoals wanneer je 's ochtends nog niet helemaal wakker bent.'

Eva, 41, heeft een patroon opgemerkt. 'Meestal begint het ermee dat ik me warm en uitgedroogd voel en erge dorst heb. Soms merk ik een soort irrationele vijandigheid op, kort voor een hevige migraine opkomt.'

Prodromen kunnen minuten tot uren duren en zijn daardoor geen betrouwbare aanwijzing voor de noodzaak van het nemen van een medicijn. In hoofdstuk 2 bespreken we het belang van het noteren van prodromen in uw migrainedagboek voor het zich voorbereiden op en voorkomen van een migraineaanval.

HOE VOELT MIGRAINE?

Natuurlijk verschilt migraine per individu, maar er zijn kenmerkende symptomen die waarschuwen dat de aanval begint. Hiertoe behoren de volgende:

- hoofdpijn
- misselijkheid
- overgeven
- gevoeligheid voor licht
- gevoeligheid voor geluid
- gevoeligheid voor geuren en aanraking
- duizeligheid
- moeite zich te concentreren.

Hoofdpijn en misselijkheid

De meeste migrainelijders hebben hevige hoofdpijn tijdens een aanval en dit is meestal het ergste symptoom. De pijn kan verblindend zijn en wordt vaak omschreven als kloppend of in golven optredend. Soms zit de pijn aan één kant, maar soms in het midden, als een gloeiende kool. Soms doet het hele hoofd pijn.

Misselijkheid, soms met overgeven tot gevolg, is een ander algemeen element van migraine. Dit is ook een probleem voor veel vrouwen die niet voldoende waarschuwingssignalen krijgen dat er een migraine aankomt en dus niet op tijd medicijnen kunnen nemen. Als de misselijkheid eenmaal is begonnen, vertraagt de spijsvertering, zodat pillen urenlang niet worden opgenomen, ook als u niet overgeeft. (Daarom zijn er verschillende medicijnen tegen migraine in een andere vorm dan pillen. Meer hierover vindt u in hoofdstuk 7.)

Overgeven

Als u herhaaldelijk moet overgeven, kunt u uitgedroogd raken. U kunt ook elektrolyten kwijtraken. U moet dan ook proberen veel te drinken. Als het overgeven meer dan achttien uur aanhoudt, moet u de dokter bellen.

Als de migraine over is, kunt u heel dorstig zijn geworden. Een van mijn patiënten zei dat ze na een aanval grote hoeveelheden van een bepaald sportdrankje drinkt. Normaal kan ze het spul niet door haar keel krijgen, maar na een migraine smaakt het als nectar. In de apotheek zijn kinderdrankjes verkrijgbaar die de elektrolyten kunnen aanvullen.

Gevoeligheid voor licht en geluid

Veel vrouwen met migraine melden dat tijdens een aanval zelfs licht van normale sterkte hen hindert. Sommigen vinden zelfs ook normale geluiden uiterst hinderlijk. Fotofobie (gevoeligheid voor licht) en fonofobie (gevoeligheid voor geluid) zijn bij veel klinische onderzoeken gedocumenteerd. We bespreken deze symptomen later uitgebreid. De beste manieren om met deze verschijnselen om te gaan, zijn ook de meest voor de hand liggende: zet een zonnebril op als u buiten bent en doe thuis de gordijnen dicht; zet de tv of de stereo uit en doe oordoppen in.

Gevoeligheid voor geur en aanraking

U kunt tot de vrouwen behoren die bij migraine overgevoelig voor geuren zijn. Dolores, 37, bekende dat haar man en zoon buiten de deur eten als ze migraine heeft, zodat de etensgeurtjes de pijn niet verergeren. Voor hun consideratie hebben ze, zegt ze, een 'migrainemedaille' verdiend. Jill, 48, die sinds de puberteit migraine heeft, zei: 'Als je die hoofdpijn hebt, heeft zelfs papier een geur. Die geuren kunnen zo intens en verschrikkelijk zijn.'

Anderen zijn tijdens migraine overgevoelig voor aanraking. Zelfs de lichtste beroering, die anders als een welkome streling zou worden ervaren, kan pijnlijk zijn. Een vrouw die jaren aan migraine had geleden, zei dat 'het altijd het beste is om een slapende migrainelijder maar rustig te laten liggen.'

Duizeligheid en concentratiestoornissen

Sommige vrouwen melden duizeligheid of misselijkheid bij migraine. Naast duizeligheid hebben veel vrouwen moeite zich te concentreren tijdens migraine. Sommigen zeggen dat de algehele verwardheid of het onvermogen zich te concentreren al bijna even erg zijn als de pijn zelf.

WAARDOOR WORDT MIGRAINE VEROORZAAKT?

Als arts ben ik van nature een analytische geest, op zoek naar de oorzaak teneinde het gevolg te kunnen verklaren. Daarom kan migraine zo frustrerend zijn. De artsen weten namelijk niet precies hoe migraine ontstaat. Er zijn echter wel wat aanwijzingen. Uit onderzoek is gebleken dat migraine ontstaat in het hersengebied dat de hersenstam wordt genoemd. Terwijl de migraine voortschrijdt, treden er veranderingen in de fysiologie van de hersenen op.

Zo neem de bloedtoevoer naar de hersenen iets af. Dit begint aan de achterkant van de hersenen en breidt zich naar voren uit met 2-3 mm per minuut. Met dit proces begint bij de 'aurapersoon' ook de aurafase. De vermindering van de bloedtoevoer wordt gevolgd door het begin van de hoofdpijnfase. Terwijl de hoofdpijn nog op zijn volle hevigheid is, neemt de bloedtoevoer naar de hersenen iets toe. Dit duurt nog even voort terwijl de hoofdpijn afneemt. De deskundigen geloven niet dat deze kleine veranderingen de aura of de hoofdpijn veroorzaken. De meeste zijn nu van mening dat het het abnormale functioneren van de hersencellen is en niet een te geringe bloedtoevoer dat de aura veroorzaakt.

De bloedvaten aan de oppervlakte van de hersenen zetten uit bij migraine. Deze bloedvaten zijn verbonden met een fijn netwerk van zenuwen. Bij het uitzetten worden de zenuwen gestimuleerd, wat de bonzende pijn verklaart.

Op biochemisch niveau komen bij migraine verschillende neurotransmitters vrij. Ook is bekend dat medicijnen die de serotoninereceptoren beïnvloeden (waardoor de serotoninespiegel in de hersenen wordt verhoogd) het uitzetten van de bloedvaten tegengaan en de pijn, misselijkheid en andere symptomen verminderen.

Het lijkt dan een logische oplossing de serotoninespiegel in de hersenen bij migrainepatiënten te veranderen, met medicijnen of een dieet. Dat dat niet zo eenvoudig is, komt doordat de hersenen zorgvuldig van de bloedstroom zijn gescheiden om giftige stoffen buiten te houden.

Medicijnen, vitaminen en hormonen kunnen de hersenen op twee manieren bereiken. Ze moeten door speciale kanalen in de wand van de bloedvaten gaan of naar binnen worden gebracht met een speciaal transporteiwit. Deze kanalen hebben biochemische 'poorten' die als filter fungeren. Dat betekent dat het slikken van een neurotransmitter niet helpt, tenzij het lichaam een mechanisme bezit dat het middel over de bloed-hersenbarrière de hersenen in helpt.

Het nemen van serotonineprecursors (die te krijgen zijn onder de namen tryptamine, hydroxytryptamine en 5HTP) helpt niet, niet ter preventie en niet ter bestrijding van de pijn. Er zijn echter medicijnen die door het filter heen kunnen en de serotoninespiegel doen stijgen; deze kunnen door de arts worden voorgeschreven.

Kan een bacterie de oorzaak zijn?

Een Italiaans onderzoek heeft gewezen op de mogelijkheid dat *Helicobacter pylori*, de bacterie die maagzweren veroorzaakt, ook met migraine te maken zou kunnen hebben. In 1998 publiceerden A. Gasbarrini en zijn collega's van de Katholieke Universiteit van Rome over hun poging *H. pylori* aan migraine te relateren. Ze vonden dat 40 procent van hun 225 patiënten met migraine ook positief reageerde voor *H. pylori*. De geïnfecteerde patiënten werden met antibiotica behandeld en in de meeste gevallen verdween de bacterie. Het sensationele resultaat was, dat het elimineren van *H. pylori* werd gevolgd door een significante vermindering in de frequentie en ernst van de migraine van de proefpersonen.

Hoewel het onwaarschijnlijk is dat *Helicobacter pylori* de oorzaak van de migraine was, kan hij de ziekte opgewekt hebben door de fysiologische drempel van de patiënten te verlagen, zodat deze vatbaarder voor migraineaanvallen waren. In dat geval kan het bestrijden van de drempelverlagende factor (hier *H. pylori*) tot minder migrainegevallen leiden.

Natuurlijk is één onderzoek niet voldoende om een algemene conclusie te trekken en u hoeft zeker niet naar de dokter te rennen om u op *H. pylori* te laten testen. De wetenschappers die zich in migraine hebben gespecialiseerd, blijven het verband onderzoeken en proberen verdere informatie te verkrijgen.

Magnesiumgebrek

Bij sommige onderzoeken bleken migrainelijders tijdens een aanval een lagere magnesiumspiegel te hebben. Er is echter nog geen verband aangetoond tussen te weinig magnesium en migraine, hoewel men vermoedt dat er een groep patiënten is die ook tussen de aanvallen in een lage magnesiumspiegel heeft. Migraine is dus niet simpelweg het resultaat van magnesiumgebrek. Het is waarschijnlijker dat een laag magnesiumgehalte in de cellen de membranen van zenuwcellen instabiel maakt, waardoor er gemakkelijker migraine optreedt.

WAAROM MEER VROUWEN DAN MANNEN?

Er zijn meer vrouwen dan mannen die aan migraine lijden, wat drie oorzaken heeft: hormonale veranderingen, erfelijke aanleg en stress. Laten we deze oorzaken eens in meer detail bekijken.

De biologie van de vrouw

Als u nog menstrueert, kunnen de maandelijkse veranderingen in de hormoonhuishouding een migraineaanval opwekken, vlak voor of tijdens de menstruatie. Dit is het geval bij 60 procent van de vrouwen met migraine.

Ook andere gebeurtenissen die hormonale veranderingen veroorzaken, zoals zwangerschap of de overgang, kunnen invloed op migraine hebben en deze erger of minder erg maken of de frequentie van de aanvallen veranderen. Natuurlijk zijn er ook variaties van vrouw tot vrouw, zelfs van dezelfde leeftijd en levensfase. Tijdens een zwangerschap hebben sommige vrouwen minder migraine, andere krijgen de ziekte dan juist voor de eerste keer.

Soms kunnen hormonen die in het lichaam worden gebracht de kans op migraine veranderen. Orale anticonceptiva (die hormonen bevatten) kunnen bij sommige vrouwen een aanval opwekken, terwijl andere geen last hebben. Hormoonsubstitutietherapie kan bij sommige vrouwen in de overgang migraine verlichten, maar deze bij andere juist verergeren. Menstruatie-, zwangerschaps- en overgangsmigraine komen veel voor. Ik zal een compleet hoofdstuk aan deze onderwerpen besteden.

Geef de schuld aan de genen

Er is jarenlang in veel landen onderzoek gedaan waarbij gezamenlijk opgegroeide tweelingen werden vergeleken met tweelingen die gescheiden waren opgegroeid, waaruit duidelijk is gebleken dat migraine in sommige families meer voorkomt dan in andere. Zelfs zonder tweelingonderzoek weten we al dat de erfelijkheid belangrijk is: als uw beide ouders migraine hadden, is de kans dat u er ook last van krijgt 70 procent. Als uw ouders geen migraine hebben en u wel, zal een zorgvuldig navragen onder tantes, ooms, neven en nichten en grootouders waarschijnlijk meer personen met migraine aan het licht brengen.

Hoe komt het dat migraine in sommige families meer voorkomt? Hoewel er nog geen bewijs is, kan dat te maken hebben met oestrogeen. Voor de puberteit komt migraine bij jongens en meisjes even veel voor. Na de puberteit zijn vrouwen in de meerderheid, in de verhouding 3:1.

Een ander verband met een erfelijke oorzaak is te zien bij een zeldzame vorm van migraine, die familiale hemiplegische migraine wordt genoemd. Het gen dat deze aandoening veroorzaakt, ligt waarschijnlijk op chromosoom 19 of chromosoom 1. Zou het kunnen zijn dat het gen voor 'gewone' migraine ook op een van deze chromosomen ligt? Dat is mogelijk, maar de genetische oorzaak kan ook op een andere plaats liggen of misschien op verschillende plaatsen. Het onderzoek gaat snel, dus de tijd zal het leren.

Het superwoman-syndroom

Als u kinderen opvoedt, een huishouden bestiert *en* een volledige baan hebt, is er niet veel tijd over om door migraine uitgeteld te zijn. Verscheurd door eisen op het werk ('het project moet vandaag klaar zijn'), van het gezin ('uw zoon is ziek, komt u hem ophalen?'), van het huwelijk ('luister naar mijn problemen') en familie ('je stopt me toch niet in een bejaardentehuis?') is het geen wonder dat tegenwoordig veel vrouwen overbelast zijn.

Als u geen aanleg voor migraine hebt, zult u de aandoening door dergelijke stress waarschijnlijk ook niet krijgen. Als u die aanleg echter wel hebt, kan stress de belangrijkste aanleiding tot een aanval zijn.

KAN HET EEN ANDER SOORT HOOFDPIJN ZIJN?

Soms is het probleem *geen* migraine, ook al doet uw hoofd vreselijk pijn en hebt u andere symptomen die op migraine wijzen. Er zijn meer dan driehonderd oorzaken van hoofdpijn; enkele van de bekendste evenals een aantal zeldzame maar interessante vormen van hoofdpijn worden hier behandeld.

Spanningshoofdpijn

U kent waarschijnlijk de term 'spanningshoofdpijn', de meest voorkomende vorm van hoofdpijn. De meeste mensen, ook degenen die niet vaak last van hoofdpijn hebben, hebben ooit wel een spanningshoofdpijn gehad.

Is dit een hoofdpijn die optreedt als u overspannen bent? Soms wel, maar dat is niet de betekenis van de term. De bedoelde spanning is die van de spieren in het hoofd en geen psychische spanning.

Spanningshoofdpijn kan worden opgewekt door stress en geestelijke spanningen, evenals door een gebrek aan slaap (net als migraine). Deze hoofdpijn kan ook ontstaan door nekklachten of een slechte lichaamshouding. Soms kunnen problemen met de kaak of het gebit spanningshoofdpijn veroorzaken, evenals pijn in de mond en aangezichtspijn.

Helaas voor vrouwen hebben zij volgens een onderzoek van het Johns Hopkins Institute uit 1998 15 procent meer spanningshoofdpijn dan mannen. Het kan met de hormonen te maken hebben, omdat veel vrouwen melden dat de hoofdpijn rond de menstruatie optreedt. Er is echter geen duidelijk aangetoond verband tussen dit soort hoofdpijn en de menstruatie.

Spanningshoofdpijn komt het meest voor in de leeftijd van 30 tot 39 jaar. Dat betekent niet dat u als u 45 bent, geen spanningshoofdpijn kunt krijgen. De kans is alleen wat kleiner. Net als bij migraine neemt het optreden van spanningshoofdpijn af met de leeftijd.

Wat is het verschil tussen spanningshoofdpijn en migraine? Ten eerste is de pijn van spanningshoofdpijn meestal niet eenzijdig. Het is een drukkende, knijpende of knellende vorm van pijn, terwijl pijn van migraine meestal kloppend of bonzend is. Spanningshoofdpijn, die mild of matig pijnlijk is, wordt niet vererberd door inspanningen zoals trappenlopen. Ook gaat hij niet vergezeld van misselijkheid of overgeven. De lijder aan spanningshoofdpijn hoeft meestal geen fel licht of hard geluid te vermijden.

Migrainelijders kunnen ook spanningshoofdpijn hebben. Sommige hoofdpijnspecialisten beschouwen spanningshoofdpijn en migraine als verschillende facetten van hetzelfde verschijnsel, waarschijnlijk veroorzaakt door dezelfde biochemische hersenafwijkingen.

Zeer weinig lijders aan spanningshoofdpijn gaan ermee naar de dokter. Dat is jammer, want er zijn medicijnen en behandelingen die kunnen helpen. Als u chronische spanningshoofdpijn hebt, raad ik u aan uw huisarts te raadplegen.

De bijgaande tabel laat de verschillen tussen migraine en migraine nog eens duidelijk zien.

Spanningshoofdpijn en migraine

	Spanningshoofdpijn	Migraine
Eenzijdige pijn?	Nee	Meestal
Drukkende pijn?	Ja	Nee
Kloppende pijn?	Nee	Ja
Inspanning verergert de pijn?	Weinig tot matig	Matig tot ernstig
Misselijkheid en/of overgeven?	Nee	Ja
Vermijden van fel licht?	Nee	Ja
Vermijden van hard geluid?	Nee	Ja
Pijn reageert op paracetamol of ibuprofen?	Meestal wel	Meestal niet

Gemengde hoofdpijn

Soms heeft hoofdpijn de kenmerken van de ene categorie, zoals migraine, met enkele kenmerken van de andere, zoals spanningshoofdpijn. Alicia bijvoorbeeld, 41, heeft een meer drukkende dan kloppende hoofdpijn, wat de dokter naar de diagnose spanningshoofdpijn zou doen neigen. Harde geluiden hinderen haar echter vreselijk als ze hoofdpijn heeft, wat een aanwijzing voor migraine is. Dat Alicia nooit misselijk is tijdens de hoofdpijn, compliceert het beeld nog meer. Lichte inspanning maakt de hoofdpijn niet erger, wat weer een kenmerk van spanningshoofdpijn is. Daar staat tegenover dat de pijn behoorlijk hevig is. 'Ik kan tijdens een aanval niet helder denken,' verzekerde ze me. Dus toch migraine?

Alicia lijdt aan wat een gemengde hoofdpijn wordt genoemd. De term spanningsvaathoofdpijn word eveneens gebruikt voor hoofdpijn met kenmerken van beide typen. De pijn voldoet niet helemaal aan de criteria voor migraine, maar lijkt te veel op migraine om als spanningshoofdpijn te worden geclassificeerd.

Sommige deskundigen zouden Alicia vertellen dat migraine en spanningshoofdpijn meestal meer overeenkomsten dan verschillen hebben en ze zouden het over een continuümtheorie van de hoofdpijn hebben. De gemengde hoofdpijn zou dan in het midden van het spectrum vallen.

Als ze gelijk hebben met dat continuüm, kan het verklaren waarom uit onderzoek is gebleken dat sumatriptan, een van de nieuwe anti-migrainemiddelen, spanningshoofdpijn bij migrainelijders vermindert (sumatriptan en andere triptaanachtige middelen mogen nooit worden gebruikt om de diagnose te stellen; het feit dat het middel werkt, bewijst nog niet dat het om migraine gaat.) Daar staat tegenover dat spanningshoofdpijn niet op alle medicijnen tegen migraine reageert. Evenmin volgt deze hoofdpijn dezelfde genetische patronen.

Hoofdpijn door medicijngebruik

Kunt u hoofdpijn krijgen van een medicijn tegen hoofdpijn? Het klinkt belachelijk, maar helaas kan het gebeuren. Hoofdpijn door medicijngebruik is zeer pijnlijk en treedt vaak in de ochtend op. Mensen met dit soort hoofdpijn krijgen er steeds vaker last van. Hoe dat komt? Door meer dan driemaal per week paracetamol, aspirine, medicijnen met cafeïne of een narcotische pijnstiller te nemen.

De geëigende behandeling ligt voor de hand: stop met het betreffende medicijn. Dat is echter niet zo eenvoudig als het klinkt. Als u stopt met het middel dat zowel de oorzaak als de genezing van de hoofdpijn is, is hevige pijn vaak het gevolg, tot het lichaam zich heeft aangepast. Als de keus een beetje pijn (veroorzaakt en tijdelijk genezen door het medicijn) of zware pijn (door het niet nemen van het medicijn) is, hebben de meeste mensen liever een beetje pijn. Helaas is dat in dit geval niet de beste keus.

Om uit deze tredmolen te komen, moet u met het veroorzakende medicijn stoppen. Hiervoor zijn verschillende strategieën. Als uw huisarts geen ervaring met dit soort behandelingen heeft, het is tenslotte een probleem voor specialisten, kunt u worden doorverwezen naar een neuroloog.

De beste strategie is het probleem te vermijden. Neem alleen pijnstillers als de dokter ze voorschrijft.

Hoofdletsel

Als u zo ongelukkig bent geweest hoofdletsel op te lopen, vooral met een hersenschudding, kunt u nog enige tijd na het ongeval last van hoofdpijn hebben. Soms heeft deze posttraumatische hoofdpijn de kenmerken van migraine. Als u voor het hoofdletsel al migraine had, kan deze erger worden.

Bij licht hoofdletsel waarbij geen langdurig bewustzijnsverlies en geen hersenbeschadiging zijn opgetreden, gaat 80 procent van de hoofdpijn binnen zes maanden over.

Koortshoofdpijn en stofwisselingsstoornissen

Een infectie die gepaard gaat met koorts, veroorzaakt vaak hoofdpijn. Verschillende veranderingen van de stofwisseling van het lichaam kunnen de aanleiding zijn. Uit onderzoek blijkt dat 68-100 procent van de grieppatiënten hoofdpijn heeft.

Er zijn ook soorten hoofdpijn die ontstaan door stofwisselingsstoornissen. Enkele oorzaken zijn:

- tekort aan zuurstof, hetzij in de lucht die u inademt, hetzij in het bloed (door bloedarmoede of een longaandoening)
- blootstelling aan koolmonoxide
- een kater, door de effecten van uitdroging en toxische bijproducten van alcoholconsumptie
- lage bloedsuikerspiegel
- te laag kooldioxideniveau (meestal door hyperventilatie).

Medicijnen en hoofdpijn door chemicaliën

Bepaalde medicijnen, giftige stoffen in het milieu en misbruik van bepaalde stoffen kunnen hoofdpijn opwekken. Tot de medicijnen die migraine kunnen veroorzaken behoren co-trimoxazol, ranitidine, fluoxetine, digoxine en nitroglycerine.

Een zeldzame bijwerking van medicijnen tegen acute hoofdpijnaanvallen, zoals sumatriptan en ergotamine, is erger worden van de pijn.

Drugs kunnen tot hoofdpijn leiden, wat is gerapporteerd voor cocaïne, amfetamine en marihuana.

Zelfs de inademing van sporenhoeveelheden van algemene chemicaliën voor het huishouden kan tot hoofdpijn leiden bij degene die er vatbaar voor is. Blootstelling aan koolstofdisulfide, koolstoftetrachloride, kamfer, waterstofdisulfide, petroleum, methylalcohol, naftaleen, stikstofoxiden, formaldehyde en nicotine kan hoofdpijn veroorzaken. Organofosfaten, die als pesticide worden gebruikt, kunnen eveneens hoofdpijn geven.

Hoge bloeddruk

Zeer hoge bloeddruk die door nieraandoeningen, essentiële hypertensie of bloedvergiftiging ontstaat, kan hoofdpijn veroorzaken. Het is interessant dat hoge bloeddruk bij migrainelijders tweemaal zo veel voorkomt als normaal.

Als u hoge bloeddruk hebt, vraag dan advies aan uw arts om deze te verlagen en laag te houden.

Bijzondere hoofdpijnen

Inspanningsgeïnduceerde hoofdpijn

Soms kan inspanning hevige hoofdpijn veroorzaken. Als dit gebeurt, moet u de dokter raadplegen om te onderzoeken of er een andere oorzaak dan migraine is. Zware inspanningshoofdpijn kan soms worden voorkomen door een langzame warming-up. Inspanningshoofdpijn reageert vaak op preventieve doses indomethacine.

Hoestgeïnduceerde hoofdpijn

Hoofdpijn door hoesten, meestal door een reutelende, blafferige, korte hoest, komt meer voor bij mannen en vooral bij degenen boven de 40. Niezen, tillen, huilen, zingen, lachen of andere inspanning kan dit type hoofdpijn eveneens opwekken. Ik beveel zeker niet aan om te stoppen met zingen, lachen of huilen, hoewel u over tillen en zware inspanning eens zou moeten nadenken als u dit type hoofdpijn hebt.

Soms is hoestgeïnduceerde hoofdpijn een teken van een hersentumor of een ander hersenafwijking en kan de arts u doorverwijzen voor een mri (magnetic resonance imagery)-scan of een ct (computertomografie)-scan. Als er op de scan niets te zien is, is er geen reden om u ongerust over de hoest te maken.

Seksgeïnduceerde hoofdpijn
In tegenstelling tot wat veel wordt gedacht, komt seksgeïnduceerde hoofdpijn meer bij mannen voor dan bij vrouwen. De pijn wordt opgewekt door seksuele activiteit. Als u last hebt van dit soort hoofdpijn, treedt ze weinig en onregelmatig op, dus u weet niet of een seksuele gebeurtenis tot hoofdpijn zal leiden of niet.
De seksgeïnduceerde hoofdpijn begint meestal met doffe pijn tijdens seksuele opwinding en wordt het hevigst op het moment van het orgasme.

IJshoofdpijn
Koudegeïnduceerde hoofdpijn is zeer bekend onder migrainelijders. Het snel eten van koude dingen zoals ijs kan hoofdpijn veroorzaken. De pijn duurt kort, minder dan vijf minuten. Hij treedt meestal op in het midden van het voorhoofd, maar kan ook op de normale plaats van de migraine zitten. Hoe langer de koude het verhemelte en de keel prikkelt, des te groter is de kans dat deze hoofdpijn optreedt. De beste oplossing is geen ijs eten en ook andere koude voedingsmiddelen en dranken laten staan. Mijn eigen techniek is: langzaam eten en genieten van ieder hapje.

Chronisch paroxysmale hemicrania en clusterhoofdpijn
Chronisch paroxysmale hemicrania is hetzelfde als clusterhoofdpijn, op een paar verschillen na. Clusterhoofdpijn komt meer voor bij mannen dan bij vrouwen en wordt gekenmerkt door hevige pijn in en rond een oog. De aanvallen komen in de tijd gezien in groepjes of 'clusters' voor.

Vaak treedt zo'n cluster iedere dag op hetzelfde tijdstip op en duurt een aanval van vijftien minuten tot drie uur. Aanvallen van chronisch paroxysmale hemicrania zijn daarentegen korter en treden vooral op bij vrouwen. Het belangrijkste kenmerk van deze hoofdpijn is dat ze specifiek reageert op indomethacine, een niet-hormonaal ontstekingsremmend middel. Deze vorm van hoofdpijn komt ongeveer honderd keer zo weinig voor als clusterhoofdpijn.

TWAALF SPROOKJES OVER MIGRAINE

Doordat het algemene publiek slecht over migraine is geïnformeerd, zijn er talloze misvattingen over de aandoening het volksgeloof binnengedrongen. Hier volgen twaalf van de meest gehoorde sprookjes over vrouwen en migraine. Als u eenmaal bewapend bent met de feiten, kunt u de zaken rechtzetten als u met zulke vervelende dwalingen in aanraking komt.

Sprookje 1

Vrouwen krijgen eerder migraine doordat ze emotioneler zijn en gemakkelijker in de war raken.

Feit
Vrouwen hebben eerder migraine door de hormonale verschillen en het effect daarvan op de hersenchemie. De meeste vrouwen, hoe emotioneel ze ook zijn, krijgen *geen* migraine.

Sprookje 2

Veel vrouwen verzinnen migraine om ergens onder uit te komen, zoals seks of werk.

Feit
Migraine is een lichamelijke aandoening. Hoewel er een aantal vrouwen (en mannen) bestaat dat onbewust psychosomatische migraine heeft, heeft de overgrote meerderheid van de gevallen van migraine geen psychische oorzaak.

Sprookje 3

Vrouwen die vaak migraine hebben, moeten naar een psycholoog of psychiater. Ze moeten een innerlijk conflict hebben dat de hoofdpijn veroorzaakt.

Feit
Sommige vrouwen met migraine hebben ook psychische problemen en het bespreken van hun innerlijke conflicten tijdens therapie kan de hevigheid en de frequentie van de migraine verminderen. (De onderliggende aanleg voor migraine in de hersenen zal echter niet worden 'genezen'.) Sommige deskundigen geloven dat de neurochemische veranderingen die migraine veroorzaken ook psychische aandoeningen kunnen veroorzaken, zoals depressiviteit.

Als een vrouw met migraine ook psychische problemen heeft, moet ze wellicht een psychotherapeut opzoeken. Voor de meeste vrouwen met migraine is dat echter niet nodig; ze hebben alleen hulp nodig bij het bestrijden van migraineaanvallen en het omgaan met de pijn.

Sprookje 4

Vrouwen krijgen migraine doordat ze de verkeerde dingen eten, zoals chocola.

Feit

Bij 25 procent van de migrainelijders fungeren verschillende voedingsmiddelen als opwekker van een aanval, wat betekent dat eten bij de meerderheid van hen *geen* effect heeft. Van die 25 procent reageert niet iedereen op chocola. Sommige vrouwen melden wel eens als bijzonderheid dat ze zich van chocola juist beter voelen. Dat kan doordat chocola een cafeïneachtige stof bevat, die bij sommige mensen pijn verlicht. Andere voedingsmiddelen die vaak migraine opwekken, zijn rode wijn, oude kaas en gerechten die met ve-tsin zijn gemaakt. (Meer over voedsel vindt u verderop in dit hoofdstuk.)

Sprookje 5

Als een medicijn bij de een tegen migraine helpt, moet het dat ook bij anderen doen.

Feit

Mensen zitten niet allemaal hetzelfde in elkaar. Een behandeling die bij de een werkt, kan het bij de ander laten afweten. Er is enorme individuele variatie in de reactie op medicijnen.

Sprookje 6

Vrouwen die migraine krijgen, zijn gewoon depressief.

Feit
Een onevenredig hoog aantal vrouwen met migraine is inderdaad depressief; het behandelen van de depressie verandert echter niets aan de hoofdpijn. Maakt de steeds terugkerende pijn van migraine de vrouw depressief doordat migraine inherent deprimerend is? Of is er een andere oorzaak van zowel de depressie als de migraine? Er wordt druk onderzoek gedaan naar het bepalen van de onderliggende factoren van dit verband. Het is bekend dat depressiviteit iemand een grotere kans bezorgt om migraine te krijgen en migraine de kans op depressiviteit vergroot. Het is echter belangrijk om te weten dat depressiviteit goed te behandelen is.

Sprookje 7

Vrouwen met migraine hebben meestal premenstrueel syndroom (pms).

Feit
De nadering van de menstruatie wekt bij veel vrouwen migraine op. Bij andere vrouwen heeft migraine niets te maken met de menstruatiecyclus. Sommige vrouwen met pms krijgen geen migraine.

Sprookje 8

Mensen met migraine hebben een hoog ziekteverzuim.

Feit
Mensen met migraine lijken niet vaker te verzuimen dan die met andere chronische aandoeningen. Sommige mensen met migraine vechten er zelfs voor om aan het werk te blijven en verzuimen *minder* dan mensen met andere aandoeningen.

Sprookje 9

Vrouwen met 'weekendhoofdpijn' ontwijken hun partner en gezin.

Feit
Veel vrouwen krijgen in het weekeinde migraine. Dat kan komen doordat het stressniveau daalt, maar ook door de verandering van dagelijkse gewoonten, zoals het slaappatroon en de koffieconsumptie. Slechts zeer weinig vrouwen krijgen migraine om hun gezin te ontlopen, als het al voorkomt.

Sprookje 10

Alleen blanke vrouwen krijgen migraine.

Feit
Vrouwen uit alle etnische groepen kunnen migraine krijgen, hoewel de ziekte bij blanke vrouwen meer voorkomt. Uit een onderzoek in de Verenigde Staten bleek dat 20,4 procent van de blanke, 16,2 procent van de zwarte en 9,2 procent van de Aziatische vrouwen aan migraine leed.

Sprookje 11

Als je het maar hard genoeg probeert, gaat de hoofdpijn wel weg.

Feit
Het is niet mogelijk om migraine puur op wilskracht uit te bannen. Veel lijders kunnen geen factor vinden die de aanvallen opwekt, waardoor er moeilijker iets tegen te doen is.

Hoewel veel vrouwen niet naar de dokter gaan, gebruiken ze wel zonder recept verkrijgbare medicijnen.

Er kan veel worden gedaan om de frequentie en hevigheid van de aanvallen te verminderen. Recent onderzoek heeft nieuwe medicijnen en nieuwe inzichten opgeleverd. Artsen kunnen steeds beter helpen, maar het is nog niet mogelijk mensen met migraine voorgoed te genezen.

Sprookje 12

Vrouwen die migraine krijgen, zijn buitengewoon intelligente, prestatiegerichte, nerveuze mensen met een 'migrainepersoonlijkheid'.

Feit
Hoewel de migrainelijders dat 'buitengewoon intelligent' in dit stereotiep wel leuk vinden, wordt dit idee niet door onderzoek gestaafd. Veel vrouwen die ik heb behandeld, waren zeer intelligent en veel waren ook prestatiegericht. Anderen hadden middelmatige talenten en bekwaamheden.

De American Migraine Study en ander onderzoek laat zien dat mensen uit alle maatschappelijke klassen door migraine worden getroffen. Prestatiegerichte vrouwen hebben echter beter toegang tot de medische voorzieningen, gaan sneller naar de dokter en zijn meer geneigd over hun ziekte te praten dan hun minder geprivilegieerde 'zusters'.

Hoewel bepaalde psychische aandoeningen steeds meer een begeleidend verschijnsel van migraine worden, is het niet eerlijk om van alle vrouwen met migraine te beweren dat ze afwijkingen van de persoonlijkheid hebben. Evenmin is een afwijkende persoonlijkheid de oorzaak van de migraine; iemand moet eerst de aanleg ervoor hebben.

HET 'GOEDE' NIEUWS OVER MIGRAINE

Ik weet dat het moeilijk is het woord 'goed' op wat voor manier dan ook met migraine in verband te brengen. Om echter de waarheid te zeggen, is er geen betere tijd om aan migraine te lijden dan nu.

Vrouwen lijden al sinds oudsher aan migraine. Ze hadden er echter geen middelen tegen of hun 'deskundigen' bevalen radicale oplossingen aan, zoals een gat in de schedel boren (kennelijk om 'kwade geesten' vrij te laten) of het drinken van smerige of schadelijk drankjes. Onze voorouders gebruikten bijvoorbeeld 'geneesmiddelen' als zilvernitraat (dat giftig is), *Datura stramonium* (een giftige plant), akoniet, kaliumcyanide en thorium (dat radioactief is).

De Egyptische god Horus zou gebeden hebben voor een vervangend hoofd tot zijn eenzijdige hoofdpijn overging. Andere migrainemiddelen uit het verleden waren onder de huid van de slaap geïmplanteerde knoflook (middeleeuws Arabië), arsenicum (ongeveer 150 jaar geleden) of blootstelling aan het radioactieve thorium (ongeveer 100 jaar geleden).

Gelukkig zal niemand u meer dwingen geheimzinnige, smerig smakende brouwsels te drinken of knoflook in uw huid implanteren. De middelen die tegenwoordig beschikbaar zijn, zijn veel minder invasief en werken beter dan de oude methoden. (Meer over alternatieve en niet-farmaceutische behandelingen vindt u in hoofdstuk 8.)

Hoewel ik niet kan beloven dat uw migraine voor altijd zal verdwijnen, zal ik u informatie geven die u nodig hebt om de frequentie en hevigheid van de aanvallen te verminderen. Gewapend met het advies uit deze overlevingsgids en de inspanningen van uw eigen huisarts, kunt u de stap naar een gezonder en gelukkiger leven met minder pijn zetten.

U beschikt nu over wat basiskennis van migraine. Hoe bepaalt uw huisarts echter of uw hoofdpijn migraine is of niet? In het volgende hoofdstuk bespreek ik hoe artsen migraine diagnosticeren en geef ik belangrijk advies over de samenwerking met uw arts.

HOOFDSTUK 2

EEN GOEDE DOKTER: DE EERSTE STAP NAAR VERBETERING

Misschien denkt u dat de vreselijke hoofdpijnen die u teisteren inderdaad migraine zijn, maar bent u nog nooit naar de dokter geweest om dit te bevestigen. Of misschien weet u zeker dat u migraine hebt en ondergaat u dat stoïcijns zonder de hulp van de dokter in te roepen. In beide gevallen kan het inschakelen van de huisarts de eerste stap naar verlichting zijn.

Een dokter die de migraine kan behandelen, of het nu een in hoofdpijn gespecialiseerde neuroloog is of een internist met veel ervaring met migraine, kan de kwaliteit van uw leven aanzienlijk verbeteren. In dit hoofdstuk geef ik mijn mening over het vinden van een goede arts, wat u bij het eerste consult kunt verwachten en hoe u de u toegemeten beperkte tijd per consult het best kunt gebruiken. Ik geef enkele raadgevingen over de manier waarop u het de dokter gemakkelijker kunt maken en bespreek de soorten informatie die hij nodig heeft om de diagnose te stellen. Ik geef ook enig inzicht in het diagnostische proces en de gegevens die in uw hoofdpijndossier worden opgenomen, het deel van uw medische geschiedenis dat gaat over de factoren die aan de hoofdpijn bijdragen.

HUISARTS OF SPECIALIST

Als uw huisarts vindt dat hij uw hoofdpijn niet zelf kan behandelen, kan hij u doorverwijzen naar een specialist. Niet iedere hoofdpijnspecialist is een neuroloog, ook sommige anesthesisten, gynaecologen, internisten en kaakchirurgen kunnen deskundig zijn in het behandelen van hoofdpijn.

HELP DE DOKTER HELPEN

Goede communicatie

Als u met uw klachten naar de dokter gaat, is het belangrijk om goed te communiceren. Bedenk dat hoe onderlegd en kundig uw arts ook is, hij geen helderziende is en nooit zo veel over u kan weten als u zelf. Als u een actieve rol speelt, krijgt u een betere behandeling. Zonder effectieve communicatie met de dokter kan hij geen helder en gedetailleerd beeld van uw klachten krijgen of weten welke behandeling uw voorkeur heeft. (Bij een Amerikaans onderzoek onder 200 huisartsen zeiden de dokters dat ongeveer 30 procent van hun patiënten het stellen van de diagnose moeilijker maakte door niet duidelijk over de klachten te praten.)

Communicatie is essentieel, niet alleen om de arts een volledig beeld van u als individu en van uw symptomen te laten krijgen, maar ook om u de diagnose te laten begrijpen en te weten te komen wat de dokter van u verwacht. Toch is het een vaststaand feit dat patiënten maar 40 procent onthouden van wat de dokter tijdens het spreekuur tegen ze zegt.

Hoe kunt u dit verbeteren? Ik doe drie aanbevelingen.

1. *Blokkeer iedere afleiding*, zodat u zich kunt concentreren op wat er wordt gezegd.
2. *Maak aantekeningen*. Als iets niet duidelijk is of als de arts voor u onbekende termen gebruikt, lees uw aantekeningen dan aan het eind van het consult door. Ik weet dat ik liever een punt verhelder als de patiënt voor me zit dan dat ik dat aan de telefoon moet doen en mijn geheu-

gen moet afzoeken om haar in de juiste context te plaatsen.
3. *Wees niet bang iets te vragen.* Sommige patiënten stellen liever geen vragen uit angst stom te worden gevonden. Ontspan u. Er bestaan geen stomme vragen. U hoeft geen expert te zijn, daar is de dokter voor.

Uw hoofdpijngeschiedenis

De diagnose migraine wordt vrijwel geheel gebaseerd op de informatie die u de dokter verstrekt – wat voor hoofdpijn u hebt, wanneer hij is begonnen en of hij in de loop der tijd is veranderd. Wat in het verleden heeft geholpen en wat niet, is essentiële informatie voor de arts.

Als u voor het eerst bij een specialist bent, zal hij uw complete medische geschiedenis willen weten. Soms vinden patiënten het vervelend of zelfs irritant om de 'exercitie' te doorlopen van het beantwoorden van vragen over hun medische geschiedenis. Ze hebben dat allemaal al eerder aan dokters verteld. Waarom kan de nieuwe dokter niet gewoon het dossier lezen?

Het punt is dat iedere arts zijn eigen beeld moet vormen in plaats van op het medische dossier te vertrouwen. Uw verhaal kan zijn veranderd sinds het dossier voor het laatst is aangevuld. Misschien bent u drie jaar geleden naar uw huisarts geweest toen de hoofdpijn minder frequent was en hebt u er nu vaker last van. U bent veranderd, medicijnen zijn veranderd en een nieuwe arts brengt een perspectief in dat andere artsen nog niet hadden overwogen.

De belangrijkste reden waarom de arts alles opnieuw moet horen, is echter dat hij het materiaal zelf moet bestuderen. Uw hoofdpijnarts is in zekere zin een Sherlock Holmes. Het mysterie van uw pijnlijke hoofd is het geval dat u en hij samen zullen oplossen. De arts zal waarschijnlijk de twee of drie meest waarschijnlijke mogelijkheden nader beschouwen en aanwijzingen in uw geschiedenis zoeken waarmee de minst waarschijnlijke kunnen worden verworpen.

U kunt de arts helpen een accurate diagnose te stellen door zijn vragen te beantwoorden en alle informatie te geven die u relevant vindt. Als een goede detective kan een goede dokter niet met de oplossing komen als er essentiële puzzelstukjes ontbreken. De informatie die u levert, geeft de arts belangrijke aanwijzingen die naar de ontknoping van uw persoonlijke thriller leiden – in dit geval de ontmaskering van de oorzaak van uw hoofdpijn.

Terwijl ongeveer 85 procent van alle medische diagnosen op de medische geschiedenis van de patiënt is gebaseerd (waarbij andere zaken zoals lichamelijk, laboratorium- en röntgenonderzoek de overige 15 procent vormen), geldt dit voor migraine nog sterker. Dat komt doordat er geen bloedtest, röntgenologisch onderzoek of andere medische test beschikbaar is waarmee te bewijzen valt dat u migraine hebt.

Een grondige en uitgebreide medische geschiedenis moet de arts dus helpen een goede diagnose te stellen. Hij kan het volgende doen:

- de mogelijke oorzaak van de migraine achterhalen
- andere ernstige ziekten uitsluiten
- beginnen met de bepaling van de factoren die de migraine opwekken
- de mogelijke gevolgen van zwangerschap, menstruatie en overgang overwegen
- bepalen wat de bijdrage is van leefwijze en erfelijke factoren
- beginnen een behandelingsplan op te stellen.

WAT DE DOKTER MOET WETEN

Bereid u voor op het consult

In plaats van alleen maar de vragen te beantwoorden die de dokter u tijdens het consult stelt, kunt u beter een actieve benadering kiezen en de punten die u ter sprake wilt brengen of de drie of vier vragen die u wilt stellen thuis opschrijven. Hoewel het van tevoren allemaal heel duidelijk lijkt, is het gemakkelijk dingen te vergeten op het moment waarop het gesprek met de dokter een onverwachte wending neemt. Aantekeningen maken helpt u bij de les te blijven.

Catalogiseer uw symptomen
Een beschrijving van de symptomen is een goed beginpunt. Wat voor soort pijn hebt u? Voelt hij als een knellende band of een te nauw hoofddeksel? Of is hij kloppend of pulserend? Misschien voelt hij als een druk van binnenuit. Of misschien passen geen van deze beschrijvingen erbij. Als u meer dan één soort hoofdpijn hebt, beschrijf ze dan alle. Als de hoofdpijn altijd op een bepaald tijdstip van de menstruatiecyclus optreedt, noteer dit dan. (Zie de lijst met informatie die de dokter moet krijgen hierna.)

Ik zeg niet dat u *De ontdekking van de hemel* moet schrijven of een uitvoerige verhandeling over migraine. Bedenk dat de tijd van de dokter beperkt is. Ik raad wel aan om de belangrijke punten aan te roeren, maar aangezien het geen Nederlandse les is, hoeft u zich niet druk te maken over het juiste proza. Uw lijst zou er als volgt kunnen uitzien:

1. Hoofdpijn bij opstaan, twee of driemaal per week
2. Pijn bij linkeroog en dan naar voorhoofd
3. Welk preventief middel kan ik proberen?

'Ik maak een lijst van drie of vier vragen voor de dokter, soms op de achterkant van een envelop gekrabbeld,' zei

Joan, 38. 'Bij de eerste afspraak was hij een beetje verbaasd en zelfs een beetje ongerust toen ik mijn lijst tevoorschijn haalde. Nu vindt hij het echter een goed idee. Hij zegt dat we veel meer informatie boven water halen dan hij in dezelfde tijd met andere patiënten voor elkaar krijgt.'

Noteer op de lijst alle diagnostische procedures en onderzoeken die u al hebt ondergaan, evenals de behandelingsmethoden die u al hebt geprobeerd. Als u onderzoeks- of testresultaten van vroegere artsen hebt, neem ze dan mee. Dit helpt de dokter om een volledig beeld te krijgen.

HET CONSULT: DE FEITEN

Met uw lijst, aantekeningen en vragen bent u goed voorbereid op het gesprek met de dokter. Bedenk echter dat vooral bij het eerste bezoek de dokter zijn eigen graafwerk wil doen. Hoogstwaarschijnlijk heeft hij u heel wat te vragen.

Beschrijving van de pijn

De eerste reeks vragen draait waarschijnlijk om de pijn. Enkele voorbeelden zijn:

- Waar in uw hoofd zit de pijn?
- Is dat altijd dezelfde plek of varieert hij?
- Waar begint de hoofdpijn?
- Krijgt u een waarschuwing of begint de pijn zonder voortekenen?
- Als u een waarschuwing krijgt, waar bestaat die dan uit?
- Gaat aan de hoofdpijn altijd een waarschuwing vooraf?
- Zijn alle hoofdpijnen hetzelfde of variëren ze?
- Maakt beweging de pijn erger?
- Hoe lang duurt de hoofdpijn?

- Hebt u begeleidende symptomen, zoals misselijkheid of overgeven?
- Hebt u de behoefte harde geluiden of fel licht te vermijden?
- Ziet u lichtflitsen of -vlekken?
- Hoe vaak treedt de hoofdpijn op?
- Hoe lang duurt hij?
- Verstoort de hoofdpijn uw normale bezigheden?
- Wordt uw menstruatiecyclus beïnvloed?
- Als u zwanger bent geweest, hoe gedroeg de hoofdpijn zich dan tijdens de zwangerschap?

Basisinformatie

Andere vragen die de dokter tijdens het eerste onderzoek kan stellen, zijn:

- Bent u geopereerd geweest?
- Hebt u een ernstige ziekte gehad?
- Hebt u een ernstig ongeluk gehad, met name met hoofdletsel?
- Hebt u een chronische ziekte?
- Welke medicijnen hebt u in het verleden gebruikt?
- Welke medicijnen gebruikt u nu?
- Welke medische klachten komen in uw familie voor?
- Rookt u?
- Drinkt u?
- Gebruikt u drugs?

Beantwoord deze vragen en geef informatie die u van belang lijkt. Vertel de dokter over de virale hersenvliesontsteking die u op uw tiende kreeg of dat u gesteriliseerd bent toen u 31 was. Laat het aan de dokter over om te beoordelen of deze informatie relevant voor de hoofdpijn is.

Over uw leefwijze

Omdat ze uw algehele gezondheid evenals de diagnose en behandeling van uw hoofdpijn beïnvloeden, zijn persoonlijke gewoonten zoals roken en drinken belangrijk om aan de dokter te melden. Informatie over schijnbaar onschuldige gewoonten zoals cafeïneconsumptie kunnen heel nuttig zijn. Als u zes blikjes frisdrank per dag drinkt, kunt u ongemerkt uw probleem verergeren. Ik beweer niet dat u van de cafeïne moet afkicken (waar je ook hoofdpijn van krijgt), maar u kunt met de arts overleggen over het verminderen van de cafeïneconsumptie of van andere stoffen die tot de hoofdpijn kunnen bijdragen.

Sommige vragen die ik stel, willen patiënten wel eens verrassen. Ik vraag bijvoorbeeld over hun werk, hobby's en buitenlandse reizen. Ik doe dat omdat ik rekening wil houden met de mogelijkheid van blootstelling aan giftige stoffen of exotische infectieziekten. Ik vraag ook naar het slaappatroon omdat dat aanzienlijke invloed op de hoofdpijn kan hebben.

Bovendien moet de dokter weten of u drugs gebruikt, omdat deze de medicijnen die hij wellicht voorschrijft, kunnen beïnvloeden. Ze kunnen ook tot de oorzaken behoren. Veel mensen zeggen zulke dingen niet graag, maar de dokter moet deze informatie beslist hebben om de hoofdpijn te kunnen behandelen. Bedenk dat alles wat u de dokter vertelt, vertrouwelijk is.

Ook kan het nuttig zijn als de patiënt specifieke voorbeelden kan geven van de puinhopen die de hoofdpijn in hun leven aanricht.

'De patiënten zeggen vaak niet hoe de hoofdpijnaanvallen hun leven beïnvloeden en artsen zijn gewend zich op symptomen en diagnose te concentreren in plaats van op de gevolgen van de ziekte,' schrijft Richard Lipton in een artikel in *Headache*. Als de patiënt echter de gevolgen van de pijn beschrijft – 'Ik ben iedere maand vier dagen ziek thuis van mijn werk en misschien moet ik de WAO in' of 'Ik kon niet voor mijn kind zorgen toen ik ziek was' – zal de dokter volgens Lipton de zaak waarschijnlijk serieuzer opvatten.

In de familie

De dokter zal waarschijnlijk vragen of migraine in de familie voorkomt. Vaak weet de patiënt dat wel, zoals Jody, 27. 'Ik vertelde de dokter dat migraine een familieziekte is. In iedere generatie van mijn familie van vaderskant zaten mensen die 'ome Gerrits koppijn' hadden. Toen bij mij de diagnose werd gesteld, heette het opeens migraine!'

Als u niet zeker weet of er meer migraine in de familie voorkomt, vraag het dan aan uw ouders of andere familieleden. Omdat veel migrainelijders niet naar de dokter gaan, moet u er vaak zelf achter komen of ze klachten hebben. Geef deze informatie door aan de dokter. Wees ook hier weer volledig. Laat de dokter de relevantie beoordelen.

Neem uw medicijnen mee

Zelfs als u denkt dat u precies weet wat voor medicijnen u neemt, kunt u toch gemakkelijk de dosering vergeten (dat gebeurt vaak) en soms zelfs de naam van het medicijn, vooral als u er een aantal tegelijk gebruikt. Daarom vraag ik altijd aan mijn nieuwe patiënten om alle medicijnen die ze gebruiken mee te nemen. En dan bedoel ik *alles*, ook wat u zonder recept bij apotheek of drogist koopt, zoals maagzout, vitaminen, kruidensupplementen, pijnstillers en zelfs homeopathische middelen.

Dit is belangrijk, omdat medicijnen vaak met elkaar reageren; de dokter moet weten wat er in uw lichaam zit om te beslissen welke andere medicijnen kunnen worden voorgeschreven. Ook als u allergie hebt, moet u dit aan de dokter meedelen. Als u allergisch voor bepaalde medicijnen bent, kunt u dat ook voor andere zijn, die erop lijken. U kunt problemen voorkomen door deze allergie meteen al te melden.

De dokter zal ook vragen naar medicijnen die u in het verleden hebt genomen tegen de hoofdpijn of andere ziekten. Welke hielpen en welke niet? Waren er medicijnen waar u niet lekker van werd of die een adverse reactie opriepen? Als u nooit een lijst met medicijnen en uw reactie erop hebt bijgehouden, begin daar dan nu mee.

Toen Rowena, 36, een van mijn patiënten die al sinds haar tienerjaren migraine heeft, voor het eerst bij mij kwam, deed ze iets slims. Ze haalde een lange lijst medicijnen die bij de behandeling van migraine worden gebruikt van het internet en kruiste de talloze soorten aan die ze al had geprobeerd en noteerde hun werking of gebrek daaraan. Ik kon heel snel bekijken wat ze nog niet had geprobeerd en schreef een van de nieuwere medicijnen voor. Dat deed wonderen bij haar.

Vertel uw arts waarom u uw medicijn niet neemt

Veel mensen nemen hun medicijnen soms niet of helemaal niet of proberen het niet lang genoeg. Uit een Amerikaans onderzoek naar medicijntrouw is gebleken dat dat voor ongeveer de helft van alle patiënten geldt. Hiervan nam ongeveer 20 procent zijn medicijn helemaal niet en ongeveer 30 procent gedeeltelijk. De laatsten namen het medicijn soms wel en soms niet, minder vaak per dag dan voorgeschreven of ze namen een te lage dosering.

Waarom nemen mensen hun medicijnen niet zoals voorgeschreven? Daar zijn veel redenen voor, maar de belangrijkste zijn:

- Ze denken dat de aankomende hoofdpijn niet zo erg zal zijn.

- Ze zien op tegen de bijwerkingen van het medicijn.
- Ze nemen een paar pillen en als de pijn zakt, denken ze dat het over is.
- Ze vergeten het.
- Ze kunnen het middel niet betalen.

Soms denken migrainelijders 'Misschien is deze hoofdpijn niet zo erg. Ik neem een paracetamolletje en ga liggen.' Als u dit doet, gaat misschien de kans voorbij om een migraineaanval af te kappen voor hij te erg wordt. Te lang wachten met medicijnen betekent dat u langer lijdt. Als de migraine eenmaal in volle gang is, is hij nog moeilijk te stoppen.

De medicijntrouw kan ook slecht zijn als de medicijnen onaangename bijwerkingen hebben. Als het medicijn een aanzienlijke adverse reactie veroorzaakt, meld dit dan aan de dokter. Hij kan de dosis verlagen, een ander middel voorschrijven, het met een ander medicijn combineren of een andere oplossing bedenken.

Wacht *niet* weken of maanden om dan pas tegen de arts te zeggen dat u met het medicijn bent gestopt. Bel in plaats daarvan de praktijk en laat weten wanneer en waarom u bent gestopt. Als de dokter wil dat u iets anders probeert, zal hij dat meedelen.

Hij kan wellicht de vorm van het medicijn veranderen als deze een bezwaar is voor het innemen. Als u een tablet niet kunt binnenhouden doordat u moet overgeven als u migraine hebt, kan de arts een zetpil of een neusspray voorschrijven. Soms is het een goede strategie om eerst de misselijkheid te bestrijden en daarna het middel tegen migraine te nemen.

Een fout die veel patiënten maken, is dat ze het medicijn een tijd nemen en dan stoppen, omdat ze denken dat hun ziekte genezen is. Als het medicijn dat u gebruikt echter een preventief middel is, moet u het elke dag innemen. (Meer over medicijnen vindt u in hoofdstuk 7.)

Moet u onderzocht worden tijdens een aanval?

Bij veel aandoeningen moet de dokter u onderzoeken terwijl u ziek bent om de diagnose goed te kunnen stellen en u goed te behandelen. Bij migraine is dat niet nodig of zelfs slecht. Misschien veronderstelt u dat de dokter u serieuzer neemt of meer meeleeft als hij wordt geconfronteerd met uw lijden en dus nog meer zijn best voor u doet; naar mijn mening is het echter beter naar de dokter te gaan als u zich kunt concentreren en kalm en helder de symptomen kunt bespreken.

Als u een fris hoofd hebt, kunt u ook beter luisteren en op de behandelingsvoorstellen reageren. Als u midden in een aanval zou zitten, zou u belangrijke adviezen kunnen missen of niet in staat kunnen zijn om kritische vragen te stellen. Als u migraine krijgt op de dag van de afspraak, kunt u die beter naar een andere datum verplaatsen.

HET LICHAMELIJK ONDERZOEK

Vrouwen kunnen door allerlei oorzaken hoofdpijn krijgen en door het lichamelijk onderzoek kan de dokter een aantal mogelijkheden uitsluiten. Zelfs als u en de dokter ervan overtuigd zijn dat de hoofdpijn migraine is, kan het zijn dat u ook nog andere soorten hoofdpijn hebt.

Als hoofdpijn uw voornaamste klacht is, zal de arts (ongeacht zijn specialisme) op zijn minst een kort neurologisch onderzoek uitvoeren of u naar een specialist verwijzen. Uw ogen, aangezichtszenuwen, reflexen, spierkracht, gevoeligheid van de huid, evenwichtsgevoel en coördinatievermogen worden onderzocht. Omdat problemen met de nek soms de oorzaak van hoofdpijn zijn, kan een onderzoek van hoofd en nek nuttige informatie opleveren.

Hoofdpijn en de nek

De term cervicogene hoofdpijn wordt gebruikt voor een specifiek patroon van hoofdpijn dat ontstaat door problemen met botten en gewrichten in de nek. Het is bekend dat veel patiënten met regelmatig terugkerende hoofdpijn, zowel migraine als spanningshoofdpijn, pijn in de nek hebben of bij het onderzoek gevoelig in de nek blijken te zijn. Verschillende disciplines (chiropracters, osteopathen, neurologen) discussiëren over de betekenis hiervan. Het is een feit dat er een relatie is tussen hoofd- en nekpijn, maar het verband tussen de twee is nog niet opgehelderd.

Temporomandibulaire hoofdpijn

Voor de oren, waar de kaak bij de slapen komt, bevinden zich de temporomandibulaire gewrichten. Afwijkingen hieraan, die kunnen ontstaan door gebitsproblemen, kunnen hoofdpijn veroorzaken. Temporomandibulaire dysfuncties worden soms door kaakchirurgen behandeld. De behandeling bestaat uit medicatie, ontspanningsoefeningen, orthodontie of een beugel die op maat wordt gemaakt en 's nachts wordt gedragen om tandenknarsen te voorkomen.

Bij ernstige temporomandibulaire hoofdpijn en bepaalde kaakproblemen kan worden geopereerd. Sommige tandartsen en kaakchirurgen vinden echter dat temporomandibulaire hoofdpijn overgediagnosticeerd en overbehandeld wordt. Het kan verstandig zijn een second opinion te nemen als u niet op de conventionele therapie reageert. Ook moet u zich er vanaf het begin van bewust zijn dat een kaakoperatie de hoofdpijn misschien niet verlicht.

Sinushoofdpijn

Als u pijn rond de ogen en in het voorhoofd hebt, moet het toch wel sinushoofdpijn zijn, nietwaar? Dat kan, maar als de pijn gepaard gaat met misselijkheid, overgevoeligheid voor licht en andere symptomen van migraine, is het waarschijnlijk toch dit laatste. Onderzoek naar het type hoofdpijn en de frequentie heeft laten zien dat mensen met migraine vaak aannemen dat ze sinushoofdpijn hebben.

Sinushoofdpijn (de sinussen zijn de met lucht gevulde holten in het voorhoofd en op andere plaatsen in de schedel) gaat gewoonlijk gepaard met slijmvorming en vaak met koorts. Als u sinushoofdpijn vermoedt, ga dan naar de dokter. Sinusitis kan door de telefoon niet goed worden gediagnosticeerd, u moet lichamelijk worden onderzocht. Soms is zelfs een ct-scan nodig (ct-scanning van de sinussen is nauwkeuriger dan een röntgenopname of een mri-scan).

In plaats van aan te nemen dat u sinushoofdpijn hebt en het als zodanig te behandelen, is het beter een diagnose te laten stellen. Onnodig gebruik van antibiotica leidt tot resistentie hiertegen. Als u een antibioticum hebt gebruikt en de hoofdpijn is niet over, is het misschien helemaal geen sinusitis geweest. Neem geen antihistaminica of vaatvernauwende ontstoppingsmiddelen tenzij de arts ze voorschrijft. Het gebruik van deze middelen gedurende meer dan drie dagen kan tot neusverstopping leiden.

Beroerte

Hoofdpijn die niet vergezeld gaat van andere klachten, wordt meestal niet door een beroerte veroorzaakt. Beroerten kunnen echter in verschillende vormen optreden. De meeste beroerten ontstaan door een blokkade van een slagader in de hersenen (ischemisch cerebrovasculair accident of herseninfarct) en een kleiner aantal door een lek in een van deze slagaders (hemorrhagisch cerebrovasculair accident of hersenbloeding). Een blokkade van een slagader ontstaat door een bloedstolsel, dat ter plaatse ontstaat of afkomstig is van bloedvaten elders uit het lichaam. Verder bestaan er kleine beroerten, die tia (transient ischemic attack) worden genoemd. De verschijnselen van een tia zijn na een dag weer verdwenen en worden soms zelfs niet opgemerkt. Een tia is echter een waarschuwing voor een mogelijke echte beroerte. Alle vormen van beroerten kunnen hoofdpijn veroorzaken.

Een hersenbloeding geeft de grootste kans op hoofdpijn, vaak vergezeld van overgeven of neurologische stoornissen zoals gevoelloosheid in of verlamming (of verslapping) van een arm of been. Hoofdpijn treedt op bij 15 procent van de ischemische beroerten. Tia's hoeven geen hoofdpijn te geven, hoewel een beroerte soms wordt veroorzaakt door aandoeningen die wel hoofdpijn met zich meebrengen.

Een beroerte kan ontstaan door migraine, hoewel dit zelden voorkomt. Als u migraine met een aura hebt, hebt u een iets grotere kans op een beroerte dan wanneer er geen aura optreedt. Orale anticonceptiva kunnen een risicofactor zijn, vooral bij vrouwen die migraine met een aura hebben. Als u een aura hebt die langer dan een uur duurt, is er enige kans dat dit een beroerte is en moet u de dokter waarschuwen.

Hersentumoren

Een van de grootste angsten van migrainelijders is dat ze een hersentumor hebben. In werkelijkheid is dat hoogst onwaarschijnlijk. Van alle hoofdpijn wordt minder dan 0,5 procent door een hersentumor veroorzaakt. Verder krijgt slechts de helft van de patiënten met een hersentumor hoofdpijn, die dan meestal mild is.

Bij de meeste patiënten met een hersentumor die hoofdpijn krijgen, heeft deze kenmerken als die van spanningshoofdpijn (zie hoofdstuk 1). Bij ongeveer eenderde is de hoofdpijn het ergst in de ochtend en bij vooroverbuigen. Er zijn migraineachtige hoofdpijnen gerapporteerd bij hersentumoren, maar die zijn zeldzaam. Uit een onderzoek bleek dat slecht 8 procent van de hersentumorpatiënten op het moment van diagnose hoofdpijn als *enige* symptoom had. Als u echter op een leeftijd boven de 56 voor de eerste keer hoofdpijn krijgt, is er een grotere kans dat het een hersentumor is.

Aneurysma en arterioveneuze misvorming

Als u plotseling hevige hoofdpijn krijgt, de ergste die u ooit hebt gehad, als een blikseminslag, die anders is dan eerdere hoofdpijnen zowel wat betreft de plaats als andere kenmerken, kan het een scheur in een aneurysma of een arterioveneuze misvorming zijn. Aneurysma's zijn gebieden in de wand van een bloedvat die dunner zijn, meestal veroorzaak door aangeboren defecten van het vat. Arterioveneuze misvormingen zijn aangeboren kluwens van abnormale bloedvaten, die ook dunne plekken kunnen hebben. In de loop der jaren maakt de voortdurende druk in het bloedvat de plek nog dunner, totdat hij naar buiten puilt en begint te lekken of zelfs scheurt. Deze lekkage resulteert in zware hoofdpijn.

Als het proces in dit stadium is te onderscheppen, kan er schade aan de hersenen worden voorkomen. Vaak is die gelegenheid er echter niet en scheurt het aneurysma, waardoor er bloed in de hersenen en het ruggenmergvocht stroomt. Onnodig te zeggen dat dit vreselijke hoofdpijn oplevert. Deze pijn verschilt van die van migraine doordat hij in het hele hoofd optreedt. Net als migraine kan hij vergezeld gaan van misselijkheid, gevoeligheid voor licht en geluid en kunnen er beroerteachtige symptomen optreden, zoals gevoelloosheid of spierslapte aan één kant of moeite hebben met het vinden van de juiste woorden. De meeste migrainelijders hebben echter geen symptomen die op één punt gericht zijn; ernstige gevoelloosheid of spierslapte, problemen met spreken of verlamming van de aangezichtsspieren komen niet voor. Als u dit soort symptomen hebt in combinatie met de ergste hoofdpijn die u ooit hebt gehad, wordt het tijd om u zorgen te maken over een mogelijk aneurysma, dat tot coma kan leiden. In ongeveer de helft van de gevallen treedt voor de scheuring een waarschuwing op. Deze hoofdpijn kan dagen, weken of maanden van tevoren ontstaan. Hij hoeft niet altijd hevig te zijn; het soort hoofdpijn kan een andere zijn dan dat u gewend was. Als u een ongewone hoofdpijn hebt, bel dan de dokter. (Als u echter uw gewone aura hebt gehad, gevolgd door een eenzijdige hoofdpijn, gaat het waarschijnlijk niet om een bloedend aneurysma, ook niet als de hoofdpijn ernstig is.)

Een gescheurd aneurysma is een spoedgeval. Als u zo'n zware hoofdpijn hebt als u nog nooit hebt gehad, wacht dan niet tot medicijnen helpen, maar neem ze in en ga naar het ziekenhuis. Laat iemand u rijden, neem een taxi, of bel 112. U kunt altijd teruggaan als het vals alarm was en de medicijnen toch beginnen te werken. Het is beter het zekere voor het onzekere te nemen.

Meningitis en encefalitis

Meningitis of hersenvliesontsteking is een virale of bacteriële infectie van de meningen of hersenvliezen. Hoofdpijn is het meest voorkomende symptoom. Bacteriële meningitis is een ernstige ziekte die ziekenhuisopname en intraveneuze toediening van antibiotica vereist. De patiënten beschrijven de hoofdpijn als hevig of explosief. Ook treden koorts en stijfheid van de nek op.

Virale meningitis gaat meestal vanzelf over. Er is geen behandeling voor deze ziekte, afgezien van pijnbestrijding.

Ze duurt meestal een week of twee. Lyme-ziekte, tuberculose en bepaalde schimmels kunnen eveneens meningitis veroorzaken.

Encefalitis is een ontsteking van de hersenen zelf. Ze is meestal viraal en altijd ernstig. Door irritatie van de hersenvliezen en zwelling van de hersenen treedt vaak zware hoofdpijn op. (Het kan bij migraine voelen of uw hele herseninhoud is opgezwollen, maar dat is niet het geval.) Encefalitis wordt in het ziekenhuis behandeld met pijnbestrijding en een vochtinfuus. In sommige gevallen kan encefalitis een tijdelijke coma veroorzaken.

Afwijkingen van de druk in het hersenvocht

De hersenen worden omringd door het hersenvocht, dat als schokbreker fungeert. Samen met het ruggenmergvocht wordt dit het cerebrospinaal vocht genoemd. Normaal wordt het vocht even snel aangemaakt als geabsorbeerd en wordt het in 24 uur volledig gerecycled. Als de druk van het vocht echter te laag of te hoog wordt, kan dat hoofdpijn veroorzaken. Aandoeningen met lage druk zijn zeldzaam en treden soms op als er ruggenmergvocht wordt afgenomen of na een ruggenprik.

Een hoge druk van het hersenvocht kan verschillende oorzaken hebben, waaronder een hersentumor, een herseninfectie of een hoofdwond met bloedingen in de hersenen. De meest voorkomende oorzaak van hoge druk is een pseudotumor cerebri of benigne intracraniale hypertensie. Het is niet duidelijk of deze aandoening het gevolg is van een te grote productie van hersenvocht of van een slechte absorptie ervan. We weten dat de volgende factoren aan de ontwikkeling ervan zijn gerelateerd:

- aandoeningen van de hypofyse of de bijnieren
- zwaarlijvigheid

- aandoeningen van de schildklier of bijschilklier
- zwangerschap
- hoofdletsel
- onregelmatige menstruatie
- bloedarmoede
- vitamine-A-gebrek of overgebruik
- bepaalde medicijnen (tetracyclinen, sulfonamiden, indomethacine, fenytoïne, nitrofurantoïne, nalidininezuur, isotretinoïne).

Benigne intracraniale hypertensie kan worden behandeld met medicijnen die de druk stabiliseren.

DIAGNOSTISCHE ONDERZOEKEN

Hoewel laboratoriumonderzoek en tests niet bruikbaar zijn bij migraine, kunnen ze voor de arts wel nuttig zijn om *andere* mogelijkheden uit te sluiten.

Mri

De arts kan een mri-scan laten maken, hoewel dit niet altijd noodzakelijk is. Als de migraine in uw tienerjaren is begonnen, u de meeste hoofdpijn hebt als u ongesteld bent, u al twintig jaar dezelfde hoofdpijn hebt en uw moeder en grootmoeder dezelfde hoofdpijn hadden, hebt u geen mri-scan nodig. Hoogstwaarschijnlijk hebt u migraine.

'Mijn moeder had er last van toen ik kind was en ik begreep nooit wat er nou voor ergs aan was,' zei Betsy, 35. 'Dat drong pas door toen ik zelf zulke vreselijke hoofdpijnen kreeg toen ik veertien was.'

Soms is het een goed idee een mri-scan te maken. Het kan nuttig zijn als de arts vermoedt dat de hoofdpijn door een hersentumor of een afwijking van een bloedvat, zoals een aneurysma, wordt veroorzaak. Ook als de arts vindt dat de hoofdpijn gepaard gaat met ongewone symptomen kan er een mri-scan worden gemaakt.

Mri-scanning is een pijnloze beeldvormingstechniek die een goed beeld van de zachte weefsels (zoals hersenen) en het lichaamsvocht geeft. Soms is een afwijkend bloedvat of een aneurysma op een mri-scan zichtbaar, maar niet altijd even duidelijk. Voor een beter beeld kan een angiogram worden gemaakt, wat verderop in dit hoofdstuk wordt besproken.

Voor het maken van een mri-scan wordt het te onderzoeken lichaamsdeel, in dit geval het hoofd, in een sterk magnetisch veld gebracht. Magnetische energie trekt de protonen van de moleculen in het weefsel uit hun normale baan terwijl ze om hun as draaien. De tijd die nodig is om weer op hun plaats te vallen, wordt gemeten en aan de hand hiervan vormt de computer een beeld.

Hoe is het om een mri-scan te ondergaan? U ligt op uw rug op een tafel die in de tunnel van de machine glijdt. (Als u claustrofobie hebt, kunt u een kalmerend middel krijgen.) U moet heel stil liggen, omdat zelfs de geringste beweging de scherpte van het beeld verstoort. Soms wordt een contrastvloeistof in een ader gespoten om bepaalde gebieden beter zichtbaar te maken. Het scannen duurt 20 tot 45 minuten, afhankelijk van de ouderdom van de apparatuur.

Terwijl de scanner aan het werk is, maakt hij vaak hard geluid. Als u migraine hebt op de dag van het onderzoek, wilt u de afspraak waarschijnlijk verzetten. De geluiden kunnen slopend zijn, vooral als u daar gevoelig voor bent. Verder doet een mri-scan geen pijn.

(Waarschuwing: als er metaal in uw lichaam is geïmplanteerd, zoals een pacemaker, mag er geen mri-scan worden gemaakt. De magnetische energie kan de instelling van de pacemaker ontregelen.)

Een beugel voor het gebit kan ook een slecht beeld veroorzaken. Sommige mensen zijn bang dat hun vullingen problemen zullen geven, maar dat is niet zo, omdat deze metalen niet magnetisch zijn.

Mra

Een magnetic resonance angiogram kan worden gemaakt om afwijkingen aan bloedvaten of aneurysma's op te sporen. Een mra is een mri-scan waarbij de computer anders is ingesteld om de bloedstroom te detecteren.

Angiogram

Soms is een standaard 'ouderwets' angiogram nodig om de diagnose te stellen. Om een angiogram te maken, wordt er een katheter door een slagader in de lies naar binnen gebracht en naar de arteria carotis in de hals geleid. Er wordt vervolgens een röntgencontrastvloeistof geïnjecteerd en een röntgenopname gemaakt. Aangezien het maken van een angiogram een invasieve procedure is, is er enig risico aan verbonden. Na de beschrijving ervan gehoord te hebben, zijn de meeste mensen er niet meer zo happig op. Dit onderzoek wordt minder vaak uitgevoerd dan vroeger, omdat een mra ongeveer hetzelfde resultaat geeft.

Ct-scan

Als de hersenen moeten worden onderzocht, is een mri-scan het best, aangezien deze het beste beeld geeft. In sommige situaties is een ct-scan te prefereren.

Bij een ct-scan wordt gewone röntgenstraling gebruikt, waarvan de computer een afbeelding maakt. Op een ct-scan is bot beter zichtbaar dan zacht weefsel. Ook is een verse bloeding in de hersenen beter te zien. Een ander voordeel van een ct-scan is dat de resultaten iets sneller beschikbaar zijn.

Andere onderzoeken die kunnen worden gedaan, zijn een gewoon röntgenonderzoek, een ct-scan van de sinussen, bloedonderzoek of een slaaponderzoek.

Lumbaalpunctie

Soms, als er een infectie wordt vermoed of de druk van het hersenvocht gevaarlijk hoog is, kan de dokter een lumbaalpunctie laten uitvoeren. Hierbij wordt er een naald in de rug gestoken, door de spierlaag in de met vocht gevulde ruimte rond het ruggenmerg. U hoeft zich geen zorgen te maken dat de naald het ruggenmerg zelf zal raken. De druk van het ruggenmergvocht wordt gemeten en er wordt een monster van het vocht genomen voor laboratoriumonderzoek. Hiermee kunnen bepaalde ziekten zoals meningitis en encefalitis worden gediagnosticeerd.

Het lichaam produceert voortdurend ruggenmergvocht en neemt het ook weer op en het hele volume wordt in 24 uur vervangen. Het kan dus geen kwaad een beetje van dat vocht af te nemen voor analyse. Een belangrijke voorzorg is dat u nadat de punctie is genomen, ten minste vier uur heel stil op uw rug moet blijven liggen om lekkage van het ruggenmergvocht te voorkomen. Dat kan namelijk hoofdpijn veroorzaken – wat anders?

Slaaponderzoek

De dokter kan voor een slaaponderzoek doorverwijzen als hij slaapapnoe of een andere slaapstoornis vermoedt. Bij slaapapnoe is de ademhaling onregelmatig, wordt meestal gesnurkt en zijn er perioden waarin de patiënt kort stopt met ademhalen.

Tijdens zo'n periode kan het zuurstofgehalte van het bloed aanzienlijk dalen, wat vaak resulteert in hoofdpijn bij het wakker worden. Er kan een slaaponderzoek worden uitgevoerd, 's nachts in een slaapkliniek. Er wordt meetapparatuur op u aangebracht die terwijl u slaapt het zuurstofgehalte, de ademhalingssnelheid, de hartslag en de hersengolven meet.

Slaapapnoe kan worden behandeld met een beademingsapparaat dat u 's nachts draagt. Soms moet er weefsel achter in de keel (dat meestal de oorzaak van snurken en slaapapnoe is) operatief worden verwijderd.

DE DIAGNOSE STELLEN

De dokter zal de gegevens analyseren die hij heeft verkregen uit zijn gesprek met u, het overzicht van uw dossier en de resultaten van eventuele onderzoeken die zijn gedaan. Gebaseerd op deze informatie en zijn expertise en vakbekwaamheid, zal hij de mogelijke diagnose stellen. Mogelijke? zult u vragen. Kan de arts niet zeker zijn? Niet altijd, en ook niet wanneer u voor het eerst op zijn spreekuur komt. In plaats daarvan wordt een 'differentiële diagnose' gesteld.

De arts zal een aantal mogelijkheden uitsluiten en andere toevoegen naarmate hij dichter bij de conclusie komt. De lijst verandert als nieuwe informatie wordt aangedragen, tot de dokter tevreden is en hij de meest waarschijnlijke diagnose heeft bereikt.

Met deze diagnose, die hij alleen kan stellen dankzij uw volledige medewerking, kan hij een goed behandelingsplan opstellen om de migraine te bestrijden.

WERK ZO VEEL MOGELIJK MEE

Wees openhartig

Nu u de tijd en emotionele energie hebt gestoken in een bezoek aan de dokter, moet u zichzelf afvragen of u uw uiterste best zult doen om de adviezen van de dokter op te volgen. Een van de grootste verrassingen van het beroep van arts was voor mij de mate waarin patiënten mijn adviezen niet opvolgen. Dit is een algemene klacht onder mijn collega's. 'Soms beveel ik iets heel belangrijks aan wat ze moeten doen en vervolgens doen ze wat de buurvrouw van tante Bep ze heeft verteld,' mopperde een van hen.

Vaak adviseren artsen hun patiënten dingen te doen die ze niet kunnen of willen, zoals bepaalde dingen niet eten, stoppen met roken enzovoort. Probeer de aanbevelingen van de dokter zo veel mogelijk op te volgen, maar wees eerlijk naar hem en uzelf toe over wat u bereid bent te proberen.

Maak een serieuze overweging van ieder advies. Zeg het de dokter als u voelt dat u een of meer ervan niet kunt of wilt opvolgen. Als u geen tijd hebt voor geregelde lichaamsbeweging, zeg het dan. Als u hebt geprobeerd te stoppen met roken en het lukt niet en u wilt het niet opnieuw proberen, zeg de dokter dan dat het niet realistisch is. Als u niet met cafeïne kunt stoppen, zeg het dan. Als u in het verleden ernstige bijwerking hebt gehad van medicijnen die de dokter wil voorschrijven, vertel dit dan. Hij kan misschien een lagere dosis of een ander middel voorschrijven.

IJkpunten voor het meten van veranderingen

Spreek met uzelf af om te doen wat u kunt om de behandeling te doen werken. Bepaal een aantal ijkpunten in uw leven aan de hand waarvan uw vooruitgang is te meten. Hiervoor bepaalt u een aantal aspecten van de migraine en kijkt u na enkele weken behandeling of deze zijn veranderd. Het bijhouden van de frequentie, duur en ernst van de migraine in een dagboek is de belangrijkste manier om dit te doen (meer hierover in hoofdstuk 3). U kunt ook andere ijkpunten bedenken die laten zien of de kwaliteit van uw leven verbetert.

Kwaliteit van leven heeft te maken met hoe goed u functioneert. Voor de behandeling was u misschien twee of drie dagen per week in staat uw kind naar de crèche te brengen en moest u het de andere dagen aan de buurvrouw vragen. Na de behandeling kunt u uw kind wellicht alle dagen wegbrengen. Dat is een duidelijke verbetering. Misschien kon u door de migraine niet aan sport doen en kunt u er na de behandeling weer mee beginnen. Iedere patiënt heeft zijn eigen ijkpunten om de verbetering aan af te meten.

Als u de adviezen van de dokter hebt opgevolgd en u toch niet tevreden bent met het resultaat, kan het probleem bij uw arts liggen.

MOET U EEN ANDERE DOKTER NEMEN?

Misschien gaat u voor het eerst met uw hoofdpijn naar de dokter, maar misschien behandelt hij u al een jaar of tien. Of u nu door uw huisarts of door een specialist wordt behandeld, het kan gerechtvaardigd zijn om te overwegen of hij voldoet en om te bepalen of het tijd is om van arts te veranderen.

Ik zal bespreken hoe u uw dokter te kunnen beoordelen en hoe u een goede arts vindt.

Wanneer verandering nodig is

Een dokter die routinematig uw klachten bagatelliseert of uw lijden onderschat, is niet de beste persoon om u te behandelen. Doreen, 45, bijvoorbeeld vertelde over het idiootste – en meest kwetsende – commentaar dat ze ooit kreeg. 'De reden dat u migraine hebt, is dat u bang bent voor seks,' zei haar voormalige huisarts. 'Als die angst weg is, is de migraine ook over.' Als uw dokter dergelijke bizarre meningen heeft, als het moeilijk is een afspraak te maken en als hij weinig tijd aan u besteedt, is het beslist tijd voor verandering.

Als u steeds weer dubbel ligt van de pijn en u niet naar de dokter gaat omdat u weet dat dat toch niks uitmaakt, is het beslist tijd voor verandering.

Drie veel voorkomende problemen met artsen

Er zijn drie belangrijke problemen met artsen die verrassend veel voorkomen. Het eerste is een dokter die niet veel kennis over migraine heeft. Dit soort arts schrijft vaak alleen maar pijnstillers of preventieve middelen voor.

Een tweede belangrijk probleem is dat veel artsen een vooroordeel ten opzichte van migraine hebben. Ze nemen het probleem niet serieus en vallen in de bevolkingsgroep die vindt dat het 'alleen maar hoofdpijn' is en die u vast wel vaker bent tegengekomen. Sommige van deze artsen schrijven niet graag medicijnen voor aan vrouwen met migraine, omdat ze dat niet nodig vinden of omdat ze verwachten dat er narcotische middelen nodig zijn en ze die liever niet voor langere tijd voorschrijven.

Het derde probleem heeft minder te maken met kennis over migraine en meer met de zorg in het algemeen. Het gaat om de arts die niet bereid is samen met u de beste behandeling op te stellen of die te druk lijkt om u voldoende aandacht te geven, ook al weet hij genoeg over hoofdpijn.

Ik geef u mijn analyse van deze drie problemen. Vraag u af of u uw eigen dokter erin herkent.

Dat hij dokter is, wil nog niet zeggen dat hij verstand van migraine heeft
Afgestudeerd zijn als arts garandeert nog geen gedetailleerde kennis over migraine. Bij de meeste opleidingen wordt hoofdpijn voornamelijk behandeld als symptoom van andere ziekten en wordt slechts schaarse informatie over migraine gegeven. Het onderzoek op gebied van migraine boekt snelle vooruitgang en voortdurend wordt er iets nieuws ontdekt. Artsen moeten de veranderingen bijhouden. Terwijl het voor een specialist een uitdaging is om op zijn terrein voorop te lopen, is het voor een huisarts bijna onmogelijk om de vooruitgang op elk gebied bij te houden.

Hoewel een arts die in neurologie is gespecialiseerd in het algemeen de aangewezen persoon zal zijn om uw migraine te behandelen, hebben niet alle neurologen dezelfde kennis. Sommigen hebben zich nog verder gespecialiseerd in bijvoorbeeld beroerten, multipele sclerose of epilepsie.

De houding is belangrijk
Als de arts vrouwen met migraine als zeurpieten beschouwt of de patiënt beschouwt als iemand die een excuus zoekt om narcotische middelen te krijgen, zoek dan een andere.

Susan, 41, heeft al jaren migraine en vertelde dat haar vorige dokteren haar behandelden 'als een kind of een junkie die moest scoren. Ze leken niet te begrijpen waar het om ging: dat ik moest blijven functioneren om mijn baan niet te verliezen.' Een goede dokter kan een goede migrainebehandeling geven en de patiënten die drugs willen er bij het eerste consult uithalen.

Angst voor medicijnen
Veel artsen schrijven niet graag sterke medicijnen voor, met name geen narcotische middelen, uit angst dat men vindt dat ze te veel voorschrijven. Ook kunnen ze zich er zorgen over maken dat de patiënt er geestelijk of lichamelijk afhankelijk van wordt.

Dit zijn gerechtvaardigde zorgen; het is echter even gerechtvaardigd de ernst van de pijn en de frequentie van de aanvallen te onderzoeken. Als de arts zo tegen sterke medicijnen is dat u er de dupe van wordt, is het tijd een andere te zoeken.

Darla, 24, is een voorbeeld. Ze vertelde me dat haar huisarts eerst niet geloofde dat haar migraine ernstig was. In plaats daarvan probeerde ze haar ervan te overtuigen dat het wel meeviel. Op een dag kreeg Darla een aanval op het spreekuur. Ze had het zo te kwaad dat de dokter eindelijk begreep hoe ziek ze was.

'Nu ze weet dat ik pijn heb, schrijft ze me medicijnen voor, maar met tegenzin,' zegt Darla. 'Het probleem is dat ze de medicijnen die ik gebruik eigenlijk niet goed vindt, omdat ze vindt dat vrouwen in de vruchtbare jaren geen medicijnen moeten nemen die schadelijk kunnen zijn voor een mogelijk ongeboren kind.'

Haar migraine kan zo hevig zijn dat ze in het verleden, toen ze geen medicijnen kreeg, heeft geprobeerd zelfmoord te plegen. 'Ik bad dat ik zou doodgaan, zodat de pijn zou weggaan,' zei ze. Nu de dokter haar, met tegenzin, medicijnen voorschrijft, voelt Darla dat ze de zaak weer een beetje in de hand heeft, hoewel ze zich nog steeds schuldig voelt omdat de dokter haar medicijngebruik afkeurt. Darla zou eens naar een andere dokter moeten gaan.

De bagatelliserende arts

De neerbuigende houding van sommige artsen, zowel mannen als vrouwen, is moeilijk te verteren. April, 34, al jaren migrainepatiënt, vertelde me: 'Ik had een dokter die het hele probleem als 'een vrouwending' afdeed. Ik had maanden chronische pijn en hij bagatelliseerde het en wilde me niet doorverwijzen voor onderzoek of naar een neuroloog.'

April besloot actie te ondernemen. 'Ik ging naar een andere huisarts die meteen een mri-scan liet uitvoeren en me naar een neuroloog doorverwees,' zei ze. 'Dat bewees voor mij dat het niet zozeer aan het systeem ligt, maar aan de inzet van de dokter en je eigen bereidheid te accepteren wat hij je voorschotelt.'

Het is misschien een verrassing dat het niet alleen vrouwen zijn die te maken hebben met vooroordelen. Ik hoorde van verschillende mannelijke patiënten dat ook zij te maken hadden met dokters die weinig meevoelden en hun pijn onderschatten.

Bill, 41, zei dat toen een dokter een keer tegen hem zei 'Het is alleen maar hoofdpijn,' hij zin had 'hem met een knuppel op het hoofd te timmeren en vervolgens te zeggen "Maar dokter, het is alleen maar een flinke aframmeling!"'

Moet u van dokter veranderen?

Vragenlijst
Hier volgt een korte zelftest om te bepalen of u van dokter moet veranderen. Antwoord met ja of nee.

	Ja	Nee
1. Als u meer dan een- of tweemaal per week migraine hebt, zijn er dan preventieve medicijnen aangeboden?	☐	☐
2. Hebt u de dokter om een specifieke behandelmethode voor migraine gevraagd en is dit zonder opgaaf van reden afgewezen?	☐	☐
3. Heeft de dokter ooit tegen u gezegd 'Het is alleen maar hoofdpijn'?	☐	☐
4. Als de medicijnen onverwacht op zijn, kunt u dan binnen 24 uur een herhalingsrecept krijgen?	☐	☐
5. Schrijft de dokter alleen narcotische middelen, spierontspanners of kalmerende middelen voor in plaats van migrainespecifieke medicijnen?	☐	☐

6. Als u de dokter vraagt naar nieuwe medicijnen waarvan u hebt gehoord, zegt hij dan dat hij ze niet kent en geen tijd heeft zich ervan op de hoogte te stellen? ☐ ☐

Als u op meer dan drie vragen met ja antwoordt, wordt het tijd dat u een andere dokter zoekt.

EEN ANDERE DOKTER ZOEKEN

U hebt besloten een andere dokter te zoeken. Hoe vindt u die? Hier volgt een aantal tips.

- Vraag vrienden naar hun ervaringen met hun dokter. Vraag ze ook waarom ze tevreden of ontevreden over hem zijn. Bedenk echter dat de dokter die uw beste vriendin goed bevalt, misschien voor u niet ideaal is.
- Als dat mogelijk is, voer dan eerst een telefoongesprek met de arts die u overweegt. (Hij is niet altijd gemakkelijk te pakken te krijgen, maar als het lukt, beperk de duur van het gesprek dan tot drie tot vijf minuten.) Begin niet aan een beschrijving van uw symptomen en probeer hem geen gratis advies te ontfutselen. Een dokter kan geen advies geven zonder u te onderzoeken. Gebruik uw tijd om de dokter te vragen of hij migraine behandelt en zo ja hoe.
- Als u de dokter niet te spreken krijgt, vraag dan zijn assistent hoe hij migraine behandelt; hoe meer ervaring hij met migraine heeft, des te beter u af bent.
- Probeer de dokter persoonlijk te spreken te krijgen. Persoonlijke interactie met de dokter geeft u een beter idee over wat voor persoon hij is. Bovendien is dit een goede gelegenheid om uit te leggen waarom u van dokter verandert, want de meeste artsen hebben al een volle praktijk en nemen niet zomaar patiënten van een collega over.

Kom op voor uw gezondheid

Het belangrijkste punt om in gedachten te houden wanneer u overweegt een andere dokter te nemen, is dat uw gezondheid, en niet de gevoelens van uw dokter, uw eerste prioriteit heeft.

Als u de zelftest hebt gedaan en de dokter voldoet niet aan de eisen, is het tijd voor verandering. Ik denk dat wanneer u een andere, meevoelende en capabele dokter hebt gevonden, u zich zult afvragen waarom u al die tijd met uw vorige arts hebt verknoeid.

Becky, 45, vond na jaren ontoereikende behandeling van haar migraine eindelijk de dokter die ze nodig had. Ze vertelde me: 'In de eerste 30 jaar van mijn migraine begrepen de dokters mijn probleem niet. Ze dachten dat mijn migraine ontstond doordat ik enig kind was of aandacht wilde of nog jong was. Nu heb ik een geweldige neuroloog wiens vrouw en volwassen zoon allebei migraine hebben. Hij heeft zelfs een migrainesteungroep opgericht. Het is niet te beschrijven wat een verandering hij in mijn leven gebracht heeft.'

Als u uw huiswerk doet en de arts zoekt die voor u de beste is en als u met uw arts samenwerkt als partner in pijnmanagement, denk ik dat u net als Becky werkelijk verlichting van uw migraine kunt vinden.

HOOFDSTUK 3

MIGRAINE-TRIGGERS EN WAT ERAAN TE DOEN

We hebben nu laten zien wat migraine is en hoe u hier de beste medische zorg voor kunt krijgen. In het dagelijks leven moet u niet alleen de factoren bestrijden die de migraine opwekken, de 'triggers', maar ook onjuiste opvattingen die uw ego en eigendunk een opdonder kunnen geven. Ik bespreek de belangrijkste migraine-triggers en laat zien hoe u ze kunt herkennen en het ontstaan of verergeren van een aanval kunt voorkomen.

MIGRAINE-TRIGGERS

Nu we de veelgehoorde sprookjes over migraine in hoofdstuk 1 hebben ontkracht, is de volgende stap te bepalen hoe u een aanval zo veel mogelijk kunt voorkomen.

Wat is een migraine-trigger?

Een migraine-trigger is een ding, handeling of situatie waardoor een kettingreactie in gang wordt gezet die eindigt in migraine. Migraine wordt door veel dingen opgewekt, waaronder weersveranderingen, menstruatie, verandering van het stressniveau, verandering van een dagelijks routine of een bepaalde geur of voedingsmiddel. Veel migrainelijders melden dat een hoge omgevingstemperatuur hen hindert, terwijl anderen zeggen dat uitdroging ze vatbaarder voor hoofdpijn maakt.

Het is belangrijk om te begrijpen dat triggers niet de *oorzaak* van migraine zijn. Een trigger kan geen migraine opwekken als u er niet vatbaar voor bent. Migraine is een reactie op inwendige (neurochemische) gebeurtenissen en uitwendige (omgevings-) gebeurtenissen. Een trigger kan beide opwekken. Bedenk dat triggers niet universeel zijn; wat bij de één een aanval in gang kan zetten, hoeft op de ander nog geen effect te hebben. Het herkennen van uw persoonlijke triggers is essentieel, omdat hoe meer patronen u in de aanvallen kunt identificeren, des te groter de kans is dat u er ten minste enkele van kunt vermijden.

Hoe meer triggers, des te sterker het effect

Laten we Carolyn als voorbeeld nemen, een migrainelijder die toen ze met verschillende triggers tegelijk werd geconfronteerd, een verschrikkelijke aanval kreeg. Toen ze het restaurant binnenging voor een grote bedrijfslunch, was ze al overspannen en opgefokt door problemen op het werk. Iedereen had een glas rode wijn en nodigde haar uit er ook een te nemen. Ze was wel toe aan even ontspannen en wilde niet truttig doen, dus ze nam er ook een. Het restaurant was fel tl-verlicht. Sommige mensen rookten en Carolyn zat naast een medewerker die een parfum op had. Toen sloeg de migraine toe.

Wat was de oorzaak? De stress, haar stemming, de wijn, het licht, de rook, het parfum of toch iets anders? Hoogstwaarschijnlijk was het een combinatie van al deze triggers. Het is in Carolyns geval niet duidelijk welke trigger de sterkste was, maar één ding is zeker: de triggers versterken elkaar. Als u voor verschillende triggers gevoelig bent, maakt blootstelling aan twee of meer tegelijk de kans op migraine veel groter. Sommige vrouwen zijn alleen vatbaar voor bepaalde triggers als ze in combinatie optreden.

Dat betekent niet dat Carolyn haar handen in wanhoop ten hemel moet heffen of voortaan feestjes moet laten gaan. Veel van haar triggers waren te vermijden. Ze had er van tevoren aan kunnen werken de overspannen gedachten uit haar geest te bannen, ze had de wijn kunnen afslaan (of een of twee sociale slokjes kunnen nemen), en ver van de roker en de geparfumeerde dame af gaan zitten. Het bijhouden van een migrainedagboek zou Carolyn kunnen helpen erachter te komen voor welke triggers ze het vatbaarst is.

Een migrainedagboek

Het bijhouden van een migrainedagboek helpt u uw leven beter in de hand te hebben en beter met uw aandoening om te gaan. Als u niet weet wat bij u de triggers zijn, zal een dagboek u (en uw arts) helpen attenter op een aanval te zijn. Ik beveel al mijn patiënten aan een migrainedagboek bij te houden. U kunt de patronen in de aanvallen ermee opsporen en er misschien achter komen wat de triggers zijn.

Ik stel voor dat u fotokopieën van het dagboek maakt en het ten minste vier weken en liefst drie maanden iedere dag invult. Dat moet zo lang omdat u voldoende gegevens moet verzamelen om het patroon boven water te krijgen. Als u gestresst bent of in contact bent met iets dat de migraine opwekt, reageren uw hersenen niet altijd direct. Soms duurt het uren of zelfs dagen eer de hoofdpijn begint. Soms duurt het nog langer. Het bijhouden van uw reacties in het migrainedagboek kan u helpen deze patronen te identificeren.

Ik heb zorgvuldig de belangrijkste factoren geselecteerd bij vrouwen die aan migraine lijden, waaronder de uren slaap, de regelmaat van de maaltijden, mogelijke voedingsmiddelen die migraine opwekken, stress, stemmingswisselingen, weersveranderingen en andere. Als u nog menstrueert, noteer dan de dag waarop u ongesteld wordt en de dag waarop dat eindigt in het gedeelte 'Opmerkingen' onder aan het dagboek. Noteer wanneer de hoofdpijn optreedt, hoe lang hij duurt, hoe erg hij is en wat er ondertussen gebeurt. Noteer

Migrainedagboek

Begindatum _____

	Begin hoofdpijn	Eind hoofdpijn	Ernst hoofdpijn	Stress-niveau	Uren slaap vorige nacht	Stemming	Mogelijke voedsel-triggers	Recente weers-veranderingen	Acute medicijnen, tijd	Acute medicijnen, verlichting
Maandag	Bij opstaan / Ochtend / Middag / Avond	Geen hoofdpijn / Ochtend / Middag / Avond	0 Geen / 1 Mild / 2 Matig / 3 Hevig	Laag / Middel / Hoog	0-3 uur / 4-5 uur / 6-7 uur / 8+ uur	Negatief / Neutraal / Positief		Ja / Nee		Geen / Mild / Matig / Hoofdpijnvrij
Dinsdag	Bij opstaan / Ochtend / Middag / Avond	Geen hoofdpijn / Ochtend / Middag / Avond	0 Geen / 1 Mild / 2 Matig / 3 Hevig	Laag / Middel / Hoog	0-3 uur / 4-5 uur / 6-7 uur / 8+ uur	Negatief / Neutraal / Positief		Ja / Nee		Geen / Mild / Matig / Hoofdpijnvrij
Woensdag	Bij opstaan / Ochtend / Middag / Avond	Geen hoofdpijn / Ochtend / Middag / Avond	0 Geen / 1 Mild / 2 Matig / 3 Hevig	Laag / Middel / Hoog	0-3 uur / 4-5 uur / 6-7 uur / 8+ uur	Negatief / Neutraal / Positief		Ja / Nee		Geen / Mild / Matig / Hoofdpijnvrij
Donderdag	Bij opstaan / Ochtend / Middag / Avond	Geen hoofdpijn / Ochtend / Middag / Avond	0 Geen / 1 Mild / 2 Matig / 3 Hevig	Laag / Middel / Hoog	0-3 uur / 4-5 uur / 6-7 uur / 8+ uur	Negatief / Neutraal / Positief		Ja / Nee		Geen / Mild / Matig / Hoofdpijnvrij
Vrijdag	Bij opstaan / Ochtend / Middag / Avond	Geen hoofdpijn / Ochtend / Middag / Avond	0 Geen / 1 Mild / 2 Matig / 3 Hevig	Laag / Middel / Hoog	0-3 uur / 4-5 uur / 6-7 uur / 8+ uur	Negatief / Neutraal / Positief		Ja / Nee		Geen / Mild / Matig / Hoofdpijnvrij
Zaterdag	Bij opstaan / Ochtend / Middag / Avond	Geen hoofdpijn / Ochtend / Middag / Avond	0 Geen / 1 Mild / 2 Matig / 3 Hevig	Laag / Middel / Hoog	0-3 uur / 4-5 uur / 6-7 uur / 8+ uur	Negatief / Neutraal / Positief		Ja / Nee		Geen / Mild / Matig / Hoofdpijnvrij
Zondag	Bij opstaan / Ochtend / Middag / Avond	Geen hoofdpijn / Ochtend / Middag / Avond	0 Geen / 1 Mild / 2 Matig / 3 Hevig	Laag / Middel / Hoog	0-3 uur / 4-5 uur / 6-7 uur / 8+ uur	Negatief / Neutraal / Positief		Ja / Nee		Geen / Mild / Matig / Hoofdpijnvrij

Menstruatie begindatum _____ einddatum _____
Opmerkingen _____

wat u gegeten hebt, wanneer u een maaltijd hebt overgeslagen, slecht geslapen hebt, gestresst was en of het die nacht ging sneeuwen. Het kan een tijdje duren eer er een patroon te zien is, maar als u bijvoorbeeld merkt dat een aanval opkomt iedere keer als u een avocado eet, is het niet moeilijk om zo'n soort trigger te vermijden. Ook kunt u migraine krijgen als het weer verandert of als u de lunch overslaat. Ook rode wijn kan een trigger zijn. Misschien ontstaat de migraine doordat u maar vijf uur hebt geslapen in plaats van acht. Wat de oorzaak ook is, het migrainedagboek moet u helpen uw specifieke problemen en patronen vast te stellen.

Als u eenmaal uw persoonlijke patroon hebt ontdekt, hebt u een flinke stap vooruit gezet. Neem het dagboek mee naar de volgende afspraak met de dokter, zodat u de resultaten met hem kunt doornemen. Hij ziet er wellicht patronen in en kan u adviezen geven die het aantal aanvallen kunnen verminderen.

Bedenk dat dit een instrument is, dat u aan uw behoeften kunt aanpassen. Gebruik de ruimte onderaan om aantekeningen te maken. Probeer de gegevens op te schrijven op de dag zelf. U vergeet gemakkelijk wat er gisteren is gebeurd en kunt daardoor belangrijke en nuttige informatie over het hoofd zien.

Veertien triggers

Hier volgt een lijst van de meest voorkomende triggers van migraine, gevolgd door een beschrijving ervan en tips om ze te vermijden.

1. stress
2. vermoeidheid of slaapgebrek
3. reizen
4. weersveranderingen
5. fel licht of schitteringen
6. harde geluiden
7. chemicaliën
8. geuren
9. roken
10. voedingsmiddelen
11. voedseladditieven
12. maaltijden overslaan
13. cafeïneonthouding
14. alcohol

1. Stress
Een grote verandering van het stressniveau is een belangrijke trigger van migraine. Net zoals een auto die in enkele seconden van honderd tot vijf kilometer vertraagt, is het een grotere belasting van uw stelsel dan een geleidelijke afname. Migraineaanvallen hoeven niet per se op te treden op het moment van stress; een vertraagde reactie komt veel voor, waarbij de migraine vaak uren later of zelfs de volgende dag opkomt.

Stress kan natuurlijk niet altijd worden vermeden, maar u kunt veel doen om de hoeveelheid te verminderen. Probeer uw leven niet vol te plannen en ga niet te snel. Neem pauzes, al duren ze maar vijf minuten, en verander van houding en bezigheid, en zelfs van locatie als dat kan. Wissel werk dat concentratie vergt af met iets dat meer lichamelijke activiteit vraagt, zoals een boodschap doen of de voorraden inruimen. Verwen uzelf als de stress voorbij is. Vooral in combinatie met andere triggers geeft stress een grote kans op migraine.

Ik wil hier één belangrijk onderscheid maken. Veel mensen die denken dat ze onder chronische stress leven, zijn in feite depressief. Zoals ik al gezegd heb, komt depressiviteit meer voor onder migrainelijders dan onder de gemiddelde bevolking.

Hoe komt u erachter dat u depressief bent? Een acute depressie is vaak duidelijk. U bent terneergeslagen of verdrietig en het is moeilijk om u gelukkig te voelen, ook al is er op het moment niks mis. Chronische depressiviteit is echter minder zichtbaar. Als u enige tijd in een chronisch gestresste situatie hebt verkeerd, bent u er wellicht ongevoelig voor geworden. Hier volgen enkele van de symptomen:

- moeite met slapen
- gebrek aan eetlust of juist veel trek, vooral in vet, koolhydraatrijk 'troostvoedsel'
- het gevoel dat niet leuk meer is, zelfs niet de dingen waar u vroeger plezier in had
- geen zin in vrijen
- laag energieniveau
- gevoel van hopeloosheid
- vaker neiging om te huilen
- prikkelbaarheid
- vaak dingen kwijtraken
- het gevoel overstelpt te worden door de situatie op het werk en thuis en het gevoel in een tredmolen te lopen.

Als u zichzelf in de lijst herkent en vermoedt dat u depressief bent, bespreek dit dan met uw dokter. Medicatie en counseling kunnen de depressie meestal onder de duim houden en uw leven wat aangenamer maken.

2. Vermoeidheid of slaapgebrek

Slaapgebrek kan een belangrijke factor zijn bij de frequentie en ernst van de migraine. Veel migrainelijders die op mijn spreekuur komen, zijn zich er aanvankelijk niet van bewust dat ze slaapgebrek hebben; ze nemen aan dat de zes uur slaap die ze 's nachts krijgen voldoende zijn. Zonder er verder naar te worden gevraagd, melden velen dat hun slaap niet verkwikkend is; ze voelen zich 's ochtends nog steeds moe. Ik heb de slaappatronen nagegaan bij alle hoofdpijnpatiënten die ik de afgelopen jaren heb gezien. Ongeveer tweederde meldde dat ze niet uitgerust werden door hun slaap en dat ze moeite hadden in slaap te vallen of in slaap te blijven (of beide). Als u vermoedt dat slaapgebrek een trigger bij u is, probeer dan meer te slapen. Probeer er tevens naar te streven steeds op dezelfde tijd naar bed te gaan.

In de weekeinden uitslapen is eveneens een duidelijke trigger.

Als u door de week om zeven uur opstaat, laat u dan niet verleiden om zaterdag tot elf uur te slapen. Het is beter niet langer dan een extra uur te blijven liggen. Evenmin is het goed om de halve nacht op te blijven.

Als u na het opvolgen van deze adviezen nog steeds niet uitrust van uw slaap, kunt u met de arts overleggen om een slaaponderzoek te laten doen. Dit is vooral van belang als u snurkt. U kunt een slaapstoornis hebben, zoals slaapapnoe, die de frequentie van de migraine kan doen toenemen.

3. Reizen

Reizen kan migraine opwekken, ongeacht wat uw middel van transport is, maar vooral vliegen werkt sterk. Bij dit laatste kunnen veel factoren een rol spelen: de stress om op tijd op het vliegveld te komen, de verwarring, de opwinding, de herrie, het licht en de geurtjes van een tjokvolle luchthaven, de luchtdrukveranderingen tijdens de vlucht, het andere eten of het overslaan van een maaltijd en de uitdroging die vaak optreedt.

Het passeren van tijdzones, vooral van west naar oost, kan eveneens een trigger zijn. Ik heb gemerkt dat ik eerder een aanval krijg als ik vanuit het noordwesten naar de oostkust vlieg. Ik kan wel uren noord-zuid vliegen zonder ook maar enig symptoom te krijgen. (Gelukkig hebben medicijnen me erg geholpen bij deze vliegproblemen, zowel preventief als bij een aanval.)

Om de gevolgen van door reizen geïnduceerde migraine te beperken, moet u veel drinken, vooral op lange vluchten en geen alcohol gebruiken, want dat werkt dehydrerend. Als u vertraging hebt, is er misschien geen tijd om tussen de vluchten te eten en als er turbulentie is, kan er misschien geen eten en drinken worden verstrekt. Ik raad daarom aan om zelf een fles met drinken en wat mondvoorraad in uw handbagage mee te nemen.

Zorg er ook voor dat uw medicijnen in uw handbagage zitten. Het is aan te raden om als voorzorgsmaatregel tweemaal zo veel mee te nemen als normaal. Probeer er een paar dagen voor vertrek aan te denken of uw voorraad nog toereikend is, zodat het op het laatste moment nog naar de apotheek moeten hollen de stress niet nog erger maakt.

4. Weersveranderingen
Terwijl u niet veel aan het weer kunt doen behalve erover klagen, moet u weten welke weersveranderingen vooral migraine opwekken. Uit een recent onderzoek is gebleken dat bij 47 procent van de vrouwen weersveranderingen een trigger waren.

Als u een patroon van weersgevoeligheid hebt ontdekt, wilt u waarschijnlijk graag op de hoogte zijn van de weerberichten, zodat u het front tijdig uw kant ziet opkomen.

Veel weergerelateerde migraines worden veroorzaken door veranderingen van luchtdruk, andere echter door extreme warmte of koude. Als warmte bij u een trigger is, kunt u baat hebben bij verblijf in een ruimte met airconditioning en door veel te drinken. Als de trigger juist koude is, zorg dan voor warme kleding als u naar buiten gaat. (Zijden kousen en ondergoed geven veel bescherming en zijn niet zo dik.) Uw migrainedagboek kan u helpen bij het bepalen van uw weersgevoeligheid.

5. Fel licht of schitteringen

Flikkerend tl-licht kan een trigger zijn. Probeer iets aan de stabilisator van de lamp te veranderen om het flikkeren weg te krijgen. Als u dan nog steeds last van het licht hebt, doe dan het plafondlicht uit en verlicht uw bureau met een bureaulamp of gewone schemerlamp (hoewel dit niet in iedere werkomgeving zal kunnen).

Als u gevoelig bent voor schitteringen, bedenk dan dat deze ook op een bewolkte dag kunnen optreden, vooral als er sneeuw ligt of als u op het water bent. Neem altijd een zonnebril mee en zet die op voor u naar buiten gaat.

Afwisselende patronen van licht en schaduw, zoals zonlicht dat door de bomen schijnt, kan eveneens migraine opwekken, evenals stroboscopisch of aritmisch flitsend licht. Blijf zo veel mogelijk uit de buurt van deze triggers. Probeer niet te autorijden bij zonsonder- of zonsopgang, evenmin als 's avonds, zodat u geen last van de komplampen van tegenliggers hebt.

6. Harde geluiden

Geluid wekt minder vaak migraine op dan licht. Als geluid een trigger is, moet het meestal een flinke herrie zijn – een zeer hard of een zeer aanhoudend geluid, zoals het lawaai van een menigte of een popconcert.

Natuurlijk is het het beste middel om uit de buurt te blijven. Als dat niet kan, probeer dan oordopjes; zorg ervoor altijd een paar bij u te hebben. Als u in een lawaaiige omgeving werkt en niet met het publiek hoeft te communiceren, kunt u een koptelefoon met klassieke muziek of andere kalmerende geluiden opzetten. Een collega met migraine die regelmatig naar New York moet, heeft zoveel last van de nachtelijke stadsgeluiden dat ze in haar hotel moeilijk in slaap kan komen en de volgende dag migraine heeft. Gelukkig heeft ze een oplossing gevonden. Ze neemt een witteruismachine mee die haar tijdelijke verblijfplaats vult met het vredige geluid van golven die tegen de kust breken en het gekrijs van zeemeeuwen.

7. Chemicaliën

Een aantal stoffen kan migraine opwekken. Sommige in het huishouden gebruikte stoffen zoals petroleum en naftaleen (in mottenballen). Andere stoffen die migraine opwekken, worden het meest aangetroffen op de werkvloer en in een industriële omgeving. Toen Olivia, 28, het verband legde tussen het schoonmaakmiddel dat de werkster gebruikte en haar migraine, vroeg ze haar om het spul niet meer te gebruiken, zodat ze in ieder geval één trigger had geëlimineerd.

Aangezien deze stoffen sterker werken in een afgesloten ruimte, waardoor de dampen niet verdund worden, kan het bij het in huis gebruiken van oplosmiddelen helpen om even naar buiten te gaan of de ramen open te zetten. Als in uw beroep pesticiden voor u een trigger zijn, meng ze dan in een goedgeventileerde ruimte of koop ze kant-en-klaar. Lauren, een migrainelijder van 37, die hoofdpijn kreeg van kunstmest en onkruidbestrijdingsmiddelen, meldde dat als ze haar zoon ermee liet spuiten, ze aanzienlijk minder hoofdpijn kreeg.

Als u bepaalde chemicaliën op de werkplek gebruikt en vermoedt dat ze migraine opwekken, informeer dan bij uw Arbodienst. Als u geregeld met de betreffende stof moet werken, vraag dan om een afzuigkap of ademhalingstoestel.

8. Geuren

Geuren zijn veel voorkomende triggers van migraine. Sommige patiënten zijn zeer gevoelig voor parfum. Zeer complexe parfums met veel aromatische bestanddelen geven de meeste problemen, evenals zware, kruidige parfums. Meestal heb ik geen parfum op als ik in mijn praktijk ben, want ik wil niet graag migraine bij iemand anders veroorzaken. Als ik echter in een parfumstemming ben, doe ik Vanilla Musk op. Ik gebruik dat al twee jaar en heb nog nooit klachten gehad. Parfums met een lichte bloemen-, hout- of fruitgeur worden meestal het best verdragen.

Ook wierook kan migraine opwekken. Winkels waar geurtjes worden verkocht, kunnen een probleem vormen met de wierook, zeep en geurkaarsen die alle tegelijk uw zintuigen proberen te prikkelen. Als u iets op dat gebied moet kopen, doe dat dan via het internet of laat het door een vriend doen.

Benzine behoort bij sommigen eveneens tot de triggers. Als dat bij u het geval is, kunt u beter iemand anders laten tanken als u autorijdt.

Sigarettenrook is een algemene trigger. Ik had ooit een secretaresse die een zware roker was. Als de met rook verzadigde rapporten op mijn bureau belandden, betekende dat gegarandeerd migraine voor mij. Rook van pijptabak is zelden zo'n sterke trigger als sigaretten- en sigarenrook. Ook houtrook werkt minder sterk.

9. Roken

Roken zelf is een migrainetrigger, en niet alleen door blootstelling aan de geur. Sigaretten bevatten een aantal stoffen die verschillende effecten hebben. Vooral nicotine kan de reactiviteit van bloedvaten veranderen, wat migraine opwekt. Bij zware rokers kan koolmonoxide in het bloed zo'n hoog niveau bereiken dat het hoofdpijn veroorzaakt.

Als u rookt en aan hoofdpijn lijdt, is stoppen mijn advies. Nicotinepleisters en -kauwgum kunnen helpen, maar als dat niet voldoende is, kan de dokter u adviseren over andere middelen.

De rook van anderen inademen, passief roken, kan eveneens hoofdpijn opwekken. Als u in één huis met een roker woont die niet wil stoppen, spreek dan wat regels af om uw gezondheid te beschermen. Vraag de huisgenoot buiten te roken of in een speciale ruimte in huis waar u niet hoeft te komen.

10. Voedingsmiddelen

Hierna volgt een bespreking van de voedingsmiddelen die migraine kunnen opwekken. Ik zeg niet dat u ze geen van alle meer mag nuttigen, maar wees u wel bewust van hun mogelijke gevaar. Als u ze eet, let dan goed op het effect dat ze in de 48 uur erna op u hebben en noteer dat in uw migrainedagboek.

CHOCOLA. Deze trigger krijgt veel aandacht. In feite kunnen de meeste migrainelijders chocola eten zonder desastreuze gevolgen. Dawn Marcus en haar onderzoeksteam van de University of Pittsburgh vergeleek in 1997 bij een dubbelblind onderzoek chocola met carob. Er werd geen verschil gevonden in het aantal migraineaanvallen dat optrad in de chocola- en de carobgroep, ook niet bij de migrainelijders die dachten dat chocola een trigger voor hen was.

Bovendien melden sommige migrainelijders dat chocola *verlichting* brengt. Omdat chocola biochemisch gezien zeer complex is, ben ik niet verrast dat hij zowel een positief als een negatief effect kan hebben. Bovendien moet u weten dat chocola geen cafeïne bevat, maar wel theobromine, dat een verwant van cafeïne is. U moet echter heel veel chocola eten om het equivalent van de cafeïne in een kop koffie binnen te krijgen.

OUDE KAAS. Oude kaas en kaassoorten met blauwe of groene strepen zijn verdacht. Zachte kazen zijn meestal minder oud dan harde en zijn dus minder schadelijk, maar ook brie kan een trigger zijn.

ANDERE ZUIVELPRODUCTEN. Zure room, karnemelk en yoghurt kunnen migraine opwekken, maar minder vaak dan oude kaas.

CITRUSFRUIT. Citrusfruit is matig algemeen als migrainetrigger. Sommige migraines worden door maar één soort opgewekt, meestal sinaasappels en grapefruit, andere door alle soorten. U moet er echter wel een zekere hoeveelheid van binnen krijgen; een scheutje citroen in de thee zal waarschijnlijk geen migraine veroorzaken.

NOTEN. Deze fungeren relatief weinig als trigger. Soms is één soort, zoals walnoten of pecannoten, verantwoordelijk voor de migraine en soms is het een van de meest gegeten soorten, zoals pinda's.

PEULVRUCHTEN. Hiertoe behoren erwten, bonen en sojaproducten. Vooral tuinbonen veroorzaken migraine. U moet uw migraine- en voedingsdagboek goed bijhouden om peulvruchten als trigger te kunnen ontmaskeren. Als ze dat blijken te zijn, moet u goed opletten om ze niet binnen te krijgen, vooral doordat sojaproducten zeer populair zijn en in allerlei producten zijn verwerkt.
Sherine, een van mijn hoofdpijnpatiënten, had ongeveer twintig keer per maand hoofdpijn, ondanks dat ze preventieve medicijnen kreeg. Nadat ze had gelezen dat groente migraine kon opwekken, liet ze, zij het met spijt, erwten, bonen, sojaproducten en pinda's staan. De frequentie van Sherines aanvallen werd gehalveerd; ze heeft nu nog maar tien keer hoofdpijn per maand.

UIEN EN KNOFLOOK. Uien en knoflook komen matig algemeen voor als trigger. Bij sommige patiënten werken rauwe uien sterker dan gebakken of gekookte. Net als bij peulvruchten moet u op uw hoede zijn als uien of knoflook voor u een trigger zijn, want ze worden veelvuldig gebruikt in restaurants, vooral in de exotische keukens.

BANANEN. Bananen zijn een matig algemene trigger. Verschillende van mijn patiënten melden dat ze bananen moeten vermijden op momenten dat ze toch al vatbaar voor migraine zijn, zoals vlak voor de menstruatie.

ANANAS. Ananas kan soms een migrainetrigger zijn.

VIJGEN. Bij een klein aantal vrouwen kunnen vijgen migraine opwekken. Gedroogde vijgen kunnen sterker werken dan verse.

ZUURWAREN. Van de voedingsmiddelen in het zuur waarvan wordt gemeld dat ze migraine opwekken, wordt zure haring het meest vermeld. Ook zuurkool kan de schuldige zijn. Hoewel dille en augurken en uien in het zuur hoofdpijn kunnen opwekken, hebben de meeste migrainelijders er geen last van.

AVOCADO'S. Soms kunnen avocado's als trigger fungeren.

OLIJVEN. Olijven zijn een weinig voorkomende trigger.

GISTHOUDENDE PRODUCTEN. Voedingsmiddelen met veel gist, zoals vers gebakken brood, kunnen in een enkel geval migraine opwekken.

11. Voedseladditieven
VE-TSIN. Ve-tsin of natriumglutamaat is een veel voorkomende trigger. Deze smaakverhogende stof wordt veel in Chinese restaurants gebruikt. U kunt vragen of de gerechten ook zonder ve-tsin kunnen worden gemaakt. Ve-tsin zit ook in sojasaus en allerlei gevriesdroogde en ingeblikte voedingsmiddelen.

NITRATEN EN NITRIETEN. Nitrieten worden gebruikt om vlees te conserveren, vooral worstachtige producten. Nitraten kunnen ook in groente ontstaan als ze te lang in de ijskast blijven liggen. Ik adviseer om groente weg te gooien als hij slap is geworden. Deze stoffen, of ze nu toegevoegd zijn of op natuurlijke wijze zijn ontstaan, kunnen soms migraine opwekken.

ASPARTAAM. Deze kunstmatige zoetstof, die in talloze dieetproducten is te vinden, wekt soms migraine op.

SULFIETEN. Sulfieten worden gebruikt voor het drogen van bepaalde fruitsoorten, zoals abrikozen. Ook in wijn worden sulfieten vaak als conserveringsmiddel gebruikt. Bij veel slijterijen kan men u vertellen welke wijnen sulfietvrij zijn.

12. Maaltijden overslaan

U moet niet alleen voorzichtig zijn met wat u in uw mond stopt, maar er ook op letten of u juist niet vergeet om er iets in te stoppen. Als u merkt dat u geregeld een maaltijd overslaat, kan dat een oorzaak van migraine zijn. Als u niet eet, daalt de bloedsuikerspiegel, wat migraine kan opwekken. Als u geen tijd hebt om te eten, neem dan in ieder geval een tussendoortje met veel eiwitten of complexe koolhydraten (niet iets met alleen maar suiker), zoals een hardgekookt ei. Als uw schema zo strak is dat u geen tijd hebt om in de lunchpauze naar de kantine te gaan, neem dan een lunchpakket mee of laat iets bezorgen. Zelfs een hap uit de muur kan goed zijn, als u maar een zorgvuldige keuze maakt. (Patat friet en salades zijn ruim verkrijgbaar.)

13. Cafeïneonthouding

Cafeïne zelf is meestal geen trigger van migraine, tenzij u er erg veel van drinkt, zo'n twee potten per dag. Wat wel een trigger kan zijn, is het plotseling stoppen met koffie.

Dat kan gebeuren in het weekeinde, op vakantie of als u last van uw maag of ingewanden hebt. Cafeïneonthouding kan namelijk optreden als de hoeveelheid koffie (of frisdrank) die u in uw vrije tijd drinkt, kleiner is dan de hoeveelheid die u op werkdagen tot u neemt. Net als met slapen, kunt u de overgang beter geleidelijk maken. Drink bijvoorbeeld op vrijdag een kop koffie minder. Ook voor u op vakantie gaat, kunt u beter langzaam minderen. Als u misselijk bent en de gedachte aan koffie dat nog verergert, probeer dan cola. De meeste soorten cola bevatten echter ongeveer de helft van de hoeveelheid cafeïne van een kop koffie.

Als u voorgoed met cafeïne wilt stoppen of minderen, doe het dan geleidelijk. Minder met een kop per twee dagen tot u op het gewenste punt bent. Bedenk dat het cafeïnegehalte van koffie varieert, afhankelijk van de sterkte en de manier van zetten. Een kop thee bevat gewoonlijk iets minder dan de helft van de hoeveelheid cafeïne van een gemiddelde kop koffie. Ook thee is variabel. Zwarte thee bevat een cafeïneachtige stof, terwijl groene thee weinig cafeïne bevat. De meeste kruidentheeën bevatten geen cafeïne.

Bedenk dat sommige pijnstillers cafeïne bevatten, soms meer dan in een kop koffie. Vraag dus naar de cafeïnevrije variant bij uw apotheek.

14. Alcohol

Alcohol komt veel voor als trigger van migraine, en niet alleen als u te veel drinkt. Veel migrainelijders melden dat slechts een half glas wijn of een paar nipjes cocktail een aanval kunnen opwekken.

Rode wijn is de meest voorkomende migrainetrigger. Uit chemische analyse is gebleken dat er in rode wijn meer dan driehonderd bestanddelen kunnen zitten. Sommige mensen reageren op de sulfieten die dienen om de wijn te conserveren, andere op een van de andere bestanddelen.

Niet alle rode wijnen is echter iets te verwijten. Ik kan de meeste rode wijnen rustig drinken, maar Chardonnay en champagne resulteren in migraine. Andere migrainelijders melden gevoeligheid voor verschillende witte wijnen. Noteer dus alles wat u drinkt in uw migrainedagboek.

Sommige migrainelijders zijn gevoelig voor bier, hoewel dat veel minder voorkomt dan wijngevoeligheid. Ik heb verschillende patiënten gehad die gevoeliger waren voor microbrews dan voor andere bieren.

Sterke drank komt wat minder vaak voor als trigger dan wijn. Likeuren geven meer last dan sterke dranken zoals whisky en wodka. Kortgeleden werd ik overgehaald een wodka-choco te nemen, die bestaat uit wodka en chocoladelikeur. Het was heel lekker, maar van degenen die het probeerden, kregen er twee hoofdpijn, beiden migrainelijders. Ik denk dat bij mij de wodka de trigger was, want van chocoladelikeur had ik nog nooit last gehad.

Sommige migrainelijders melden dat hun migraine door *alle* soorten alcohol worden opgewekt.

Moet u op 'migrainedieet'?

Er bestaat een zogeheten migrainedieet, dat soms wordt gebruikt om te bepalen wat de triggers zijn. De patiënt gaat op een streng dieet en voegt dan een voor een een voedingsmiddel toe, waarna de reactie wordt genoteerd. Dit is een moeilijk en tijdrovend proces dat voor veel mensen lastig te doorlopen is. Daarom, en omdat slechts bij ongeveer 25 procent van de migrainelijders voedsel de trigger is, raad ik zo'n test dan ook alleen aan als u heel vaak moeilijk te beheersen migraineaanvallen hebt.

Bij de meeste migrainelijders is het bijhouden van een migrainedagboek en het goed opletten op wat ze eten en drinken voldoende om te bepalen welke de triggers zijn.

Nu u meer weet over de meest voorkomende triggers en nauwgezet uw gewoonten en patronen in een migrainedagboek bijhoudt, bent u beter in staat te bepalen wat u ziek maakt en wat u kunt doen om het ontstaan van een migraineaanval te voorkomen. U zult zich echter misschien afvragen waarom ik niets gezegd heb over wat misschien de meest voorkomende migraine-triggers bij vrouwen in de vruchtbare jaren is, het begin van de menstruatie. Dat komt doordat het probleem zo belangrijk is dat ik er een heel hoofdstuk aan wijd. In het volgende hoofdstuk leg ik uit hoe en waarom het ongesteld worden tot migraine kan leiden en vertel ik wat u eraan kunt doen.

UIT ETEN

Eten in een restaurant is een van de genoegens van het moderne leven, maar als u aan migraine lijdt, kan het een van de grootste gevaren zijn. Als uw migraine door voedsel wordt opgewekt en u hebt uitgevonden wat de triggers zijn, zult u deze proberen te vermijden. Dat kan echter niet als u niet weet wat er in het voedsel zit dat u eet.

De meeste restaurants zijn bereid u uit te leggen hoe een gerecht wordt bereid en of er uien, knoflook of kaas in zit. Soms kan het gerecht zonder het betreffende ingrediënt worden bereid. Als dat niet kan, moet u iets anders kiezen. Vaak weet het personeel echter niet of er ve-tsin in een gerecht verwerkt is, vooral niet als het voorbehandeld en verpakt is.

Veel Chinese restaurants zullen bereid zijn uw gerecht zonder ve-tsin klaar te maken. Er zijn echter meer ingrediënten in de Chinese keuken, zoals paddestoelen en kruiden, die als migrainetrigger kunnen optreden.

Snackbars, cafetaria's en restauraties

Voedsel in snackbars, cafetaria's en restauraties is moeilijker te beoordelen. Het eten wordt verstrekt door personeel dat het alleen maar opwarmt en niet met de voedselbereiding te maken heeft. Het komt van de leverancier en het personeel weet niet wat erin zit. Als u in zo'n gelegenheid eet, denk dan aan de hiervoor gepresenteerde lijst met veel voorkomende triggers. In worstjes kunnen nitraten als conserveringsmiddel zitten en pizza's bevatten tal van triggers, zoals geconserveerd vlees, olijven, uien, knoflook en ve-tsin.

Als u er eenmaal een gewoonte van heeft gemaakt voorzichtig te zijn als u buiten de deur eet, zult u net als de meeste migrainelijders in staat zijn om van uit eten gaan een genoegen te maken.

HOOFDSTUK 4

MIGRAINE EN MENSTRUATIE

GEEF DE SCHULD AAN DE HORMONEN

Het begin van de menstruatie is bij vrouwen de allerbelangrijkste trigger van migraine. Ongeveer 60 procent van de migrainelijdsters in de vruchtbare jaren heeft hoofdpijn die aan de menstruatiecyclus is gerelateerd. Als u de cijfers voor migraine bij kinderen vergelijkt met die bij volwassenen, ziet u dat de vrouwelijke hormonen een belangrijke plaats in het plaatje innemen. Jongens en meisjes in de puberteit krijgen even vaak migraine. Na de puberteit, aan het begin van de vruchtbare jaren van vijftien tot 50, komt migraine bij vrouwen driemaal zo veel voor als bij mannen.

Hormonale veranderingen zijn hier de hoofdoorzaak van. Er is duidelijk een verband met oestrogeen. Bij veel vrouwen met migraine had de eerste keer dat ze er last van hadden te maken met hormonen, zoals de eerste menstruatie, het gebruik van orale anticonceptiva, zwangerschap, de periode na de bevalling of het nemen van oestrogeensupplementen tijdens de overgang. De ovulatie is een andere belangrijke hormonale trigger bij vrouwen met migraine.

Daaruit zou u de conclusie kunnen trekken dat hormonen de *oorzaak* van de migraine zijn. Dat klopt echter niet helemaal. Hormonen kunnen hoofdpijn opwekken bij vrouwen die er een erfelijke aanleg voor hebben. Niet alle vrouwen reageren echter gelijk op deze algemene triggers. (In sommige gevallen kunnen hormoonsubstitutietherapie en orale anticonceptiva migraine zelfs *voorkomen*, terwijl bij veel vrouwen de migraine tijdens de zwangerschap minder wordt.) Zelfs bij vrouwen na de overgang blijven hormonale schommelingen de migraine beïnvloeden.

GEEN PMS

Laat we vanaf het begin een veel gemaakte denkfout ontkrachten: migraine bij de menstruatie is niet hetzelfde als premenstrueel syndroom (pms). Pms is een verzameling klachten die zich voordoen rond de menstruatie. Ze gaat vaak vergezeld van vermoeidheid, verandering van de eetlust, misselijkheid, zwelling en gevoeligheid van de borsten, een opgeblazen gevoel en rugpijn. Hoofdpijn hoeft er niet per se aan te pas te komen. Ongeveer de helft van de vrouwen die pms hebben, krijgt hoofdpijn, maar die hoeft geen migraine te zijn. Een vrouw kan premenstruele migraine hebben en toch niet aan pms lijden.

WAT IS HORMONALE MIGRAINE?

Deskundigen op gebied van hormonale migraine maken onderscheid tussen premenstruele migraine en menstruele migraine. Premenstruele migraine komt zeven tot drie dagen voor de ongesteldheid op en wordt minder als deze begint. Menstruele migraine is hoofdpijn die een tot twee dagen voor de ongesteldheid begint en vanaf de tweede tot derde dag van de menstruatie minder wordt. Soms treedt menstruele migraine na ongeveer twee dagen *na* de ongesteldheid op. Een onderzoek uit 1998 liet echter zien dat migraine het meest optrad op de dag voor of de eerste dag van de menstruatie, met een 'stabiele, lineaire afname' daarna. Hoewel sommige migrainelijders alleen maar aanvallen vlak voor of tijdens de menstruatie krijgen, hebben andere ze daarnaast ook op andere momenten. Daarom wordt gewoonlijk de meer algemene term 'hormonale migraine' gebruikt.

Hormonale migraine wordt zelden voorafgegaan door een aura, maar mogelijk is dat wel. Voor veel vrouwen is dit de pijnlijkste en moeilijkst te behandelen hoofdpijn die ze kunnen hebben.

HOE HET VOELT

De pijn bij hormonale migraine is van hetzelfde type als die van migraine op andere momenten van de cyclus, maar dan veel heviger. Deze migraine gaat vaak vergezeld van premenstruele klachten zoals depressiviteit, rugpijn en algehele malaise. Helaas duurt hormonale migraine meestal langer dan niet-hormonale migraine, vaak twee of drie dagen. Bovendien is hij resistenter tegen de medicijnen die gewoonlijk worden voorgeschreven bij 'normale' migraine, wellicht door een lagere responsiviteit en andere veranderingen van de receptoren voor endorfinen.

Een lichtpuntje is dat migraine niet *iedere* maand hoeft op te treden, hoewel dat bij sommige vrouwen wel het geval is. Ik heb gemerkt dat bij mijn patiënten met hormonale migraine ongeveer de helft deze monsterlijke hoofdpijn iedere cyclus ondergaat, terwijl de andere helft ze minder vaak krijgt.

WAT VEROORZAAKT HORMONALE MIGRAINE?

Hormonale migraine wordt veroorzaakt door de wisselwerking tussen de hormonen bij degenen die daar vatbaar voor zijn. Om dit te begrijpen is het nodig de hormonale schommelingen van de normale menstruatiecyclus nader te beschouwen.

Een ingewikkelde interactie tussen hormonen en neurotransmitters resulteert in de maandelijkse cyclus van de vrouw. De hypothalamus (die algemene lichaamsfuncties regelt) scheidt het gonadotroop hormoon (GH) af, dat de vorming van het luteïniserend hormoon (LH) en het follikelstimulerend hormoon (FSH) stimuleert.

FSH bereikt vlak voor de ovulatie een piek en stimuleert een follikel zijn eitje vrij te laten. De FSH-spiegel daalt vervolgens en begint voor de menstruatie weer te stijgen. Tegen de tijd dat de menstruatie begint, is de FSH-spiegel gestegen tot hij bijna het niveau van vlak voor de ovulatie heeft bereikt. Dit proces bereidt de eierstokken voor op het vrijlaten van het volgende eitje.

De LH-spiegel bereikt eveneens een piek precies voor de ovulatie en leidt de luteale fase in. Tijdens de ovulatie stimuleren FSH en LH de uitscheiding van oestrogeen en progesteron door de eierstokken. De oestrogeenspiegel stijgt voor de ovulatie, daalt vlak erna en neemt wat toe in de periode tussen de ovulatie en de menstruatie. De oestrogeenspiegel daalt scherp vlak voor de menstruatie.

De progesteronspiegel is laag in de fase voor de ovulatie, begint te stijgen tijdens de ovulatie en blijft stijgen tijdens de luteale fase, om voor de menstruatie sterk te dalen.

Jarenlang was het onduidelijk of het de progesteron- of de oestrogeenschommelingen of ander hormonale patronen zijn die hormonale migraine veroorzaken. In een baanbrekend onderzoek in 1972 stelde de Australische neuroloog B.W. Somerville dat hormonale migraine optrad *na* de daling van oestrogeen en progesteron vlak voor de menstruatie.

Somerville diende oestrogeen toe aan proefpersonen die last hadden van migraine in de periode voor de menstruatie om te zien wat voor effect dat op de migraine zou hebben. Hij vond dat het toedienen van oestrogeen voor de menstruatie deze niet verhinderde, maar wel de migraine uitstelde tot de oestrogeenspiegel daalde. Later kwam men er door onderzoek achter dat voor de menstruatie toegediend progesteron de menstruatie vertraagt, maar de migraine niet voorkomt.

Als resultaat van het werk van Somerville en gerelateerd onderzoek weten we nu dat hormonale migraine ontstaat vlak na het moment waarop de oestrogeenspiegel hoog is en gaat dalen.

IMMUNITEIT VOOR HORMONALE MIGRAINE

Van de vrouwen in de vruchtbare jaren met migraine is bij 40 procent de migraine niet menstruatiegerelateerd. Aangezien alle vrouwen die aan migraine lijden, tijdens de menstruatie een oestrogeenpiek gevolgd door een daling hebben, waarom hebben ze dan niet allemaal hormonale migraine? Het antwoord is niet bekend, maar kan te maken hebben met de genetica van migraine. Het lijkt waarschijnlijk dat meer dan één gen verantwoordelijk is voor de vatbaarheid voor migraine. Dit kan verklaren waarom er vrouwen zijn die niet gevoelig zijn voor hormonale schommelingen, maar door een andere oorzaak migraine krijgt.

EFFECT VAN OESTROGEEN

Oestrogeen heeft veel effecten op de neurotransmitters in de hersenen. Zowel oestrogeen als progesteron verhogen de responsiviteit van de hersenen op endorfinen (natuurlijke opiumachtige stoffen die de pijn blokkeren) en opiumachtige medicijnen (zoals codeïne, hydrocodon, oxycodon, meperidine en morfine). Oestrogeen verhoogt ook de hoeveelheid van bepaalde typen hersenreceptoren. Daling van de oestrogeenspiegel verandert de responsiviteit van ander receptoren en maakt de vrouw vatbaarder voor migraine. Bovendien veroorzaakt de maandelijkse oestrogeendaling een afname van het plaatjesserotonine. Veranderingen in het serotonine-evenwicht zijn belangrijk bij het ontstaan van migraine.

De maandelijkse daling van oestrogeen en progesteron bij vrouwen leidt ook tot een toename van de vorming van prostaglandinen. Prostaglandinen circuleren in het lichaam en veroorzaken samentrekkingen van de uterus, wat zich uit in de bekende menstruatiekrampen. Rugpijn bij proefpersonen die wordt geremd door morfine, keert terug wanneer prostaglandinen worden toegediend. Een infuus van een bepaald type prostaglandine resulteert in misselijkheid, opvliegers, diarree, kramp, weeheid en concentratieproblemen. (Prostaglandinen hebben ook belangrijke nuttige functies, zoals het regelen van de samentrekking van gladde spieren.)

Een ander antwoord op de vraag naar de oorsprong van de met de menstruatie gerelateerde migraine kan in ons dagritme liggen. Veel zoogdieren hebben geen maandcyclus, maar een seizoensgebonden voortplantingspatroon. Dit wordt bestuurd door melatonine, een hormoon dat in de loop van de dag in verschillende hoeveelheden wordt uitgescheiden, in samenhang met de dag-nachtcyclus. Dit hormoon stimuleert de vorming van GH. Net als bij mensen wekt GH de uitscheiding van LH en FSH op, wat de eierstokken voorbereidt op de productie van hormonen en uiteindelijk op bevruchting.

Bij mensen is het verband tussen melatonine en de voortplantingscyclus minder duidelijk. Sommige hoofdpijndeskundigen opperen dat hormonale migraine te maken heeft met een veranderd melatoninemetabolisme (hoewel we niet weten of dat dan het gevolg is van een grotere, kleinere of onregelmatigere productie van melatonine). We weten dat bij vrouwen met hormonale migraine de fluctuatie van de melatonineproductie ontbreekt. Bovendien liet een Fins onderzoek zien dat variatie in de daglengte zoals die op hoge breedtegraden voorkomt het aantal bevruchtingen beïnvloedt. Het is dus niet onlogisch te stellen dat melatonine wellicht de voortplantingscyclus beïnvloedt en misschien gerelateerd is aan migraine.

Er zijn verschillende onderzoeken waarin verband wordt gelegd tussen mogelijke veranderingen van de magnesiumspiegel in de hersenen en hormonale migraine. Momenteel is nog niet vastgesteld of deze veranderingen de vatbaarheid voor hormonale migraine vergroten. Totdat er gedegen onderzoek wordt gedaan, blijft het mechanisme van migraine die wordt opgewekt door hormonen nog onzeker. Aangezien het onderzoek op dit gebied vorderingen maakt, heeft de toekomst nog veelbelovende antwoorden in petto.

OMGAAN MET HORMONALE MIGRAINE

In veel gevallen van hormonale migraine wordt de hoofdpijn bestreden zodra ze optreedt en is preventie niet nodig. Bij veel vrouwen werken de medicijnen tegen gewone migraine ook goed tegen de hormonale migraine.

De 'eerstelijnsbehandeling' van hormonale migraine bestaat uit medicijnen zoals niet-steroïdale ontstekingsremmers als naproxen, ketoprofen en flurbiprofen, ergotamine of dihydro-ergotamine, en middelen zoals sumatriptan, zolmitriptan en rizatriptan. Uit onderzoek is gebleken dat sumatriptan in 70-80 procent van de gevallen een matige tot ernstige hormonale migraine vermindert tot een milde hoofdpijn of deze doet overgaan. (Meer over medicijnen vindt u in hoofdstuk 7.)

Intervalbehandeling

Helaas merken veel vrouwen dat hun hormonale migraine zeer resistent tegen behandeling is en dat hun gewone medicijn niet zo goed werkt als voor de niet-hormonale migraine. Als acute behandeling niet werkt, adviseer ik intervalbehandeling te proberen. Deze werkt het best bij vrouwen die goed kunnen voorspellen wanneer hun menstruatie begint.

Er zijn verschillende mogelijkheden. Er kan drie tot zeven dagen voor de menstruatie een ontstekingsremmend middel of een paar dagen voor de menstruatie ergotamine of sumatriptan worden genomen.

Diana, een van mijn patiënten, verdreef haar niet-hormonale migraine meestal met naproxen of paracetamol. Deze middelen deden echter niets aan de hormonale migraine. Gelukkig reageerden deze wel op sumatriptan. Dit patroon werd door ten minste één onderzoek bevestigd. Hierbij werd veel resultaat geboekt bij vrouwen die driemaal daags 25 mg sumatriptan namen, te beginnen twee of drie dagen voor de verwachte aanval. Bij 52 procent van de vrouwen bleef de aanval uit en bij 42 procent was de hevigheid van de aanval met meer dan de helft verminderd.

Voor ze aan een intervalbehandeling met amitriptyline begon, had een andere patiënt, Pam, twee of drie aanvallen per maand, waarvan één aan de menstruatie was gerelateerd. Toen ik Pam amitriptyline had voorgeschreven, had ze nog maar één zware hoofdpijn, een dag of twee voor ze ongesteld werd. Nadat ik de dosis verhoogd had en ze het middel dagelijks innam, was de frequentie nog maar twee of drie lichte migraines – per jaar.

Soms bestaat een intervalbehandeling uit middelen tegen migraine (zoals tricyclische antidepressiva en bètablokkers) gedurende tien tot veertien dagen voor de menstruatie. Deze behandeling is nuttig voor vrouwen die alleen hormonale migraine hebben. Ze helpt ook bij vrouwen van wie de niet-hormonale migraine te beheersen is met acute behandeling en die de hele maand geen preventieve medicijnen nodig hebben.

Vrouwen die dagelijks preventieve medicijnen nodig hebben, kunnen merken dat hun migraine goed wordt onderdrukt, behalve de migraine die met de menstruatie samenhangt. Het voor de menstruatie verhogen van de dosis van hun gewone preventieve middel kan helpen.

Migrainebestrijding en orale anticonceptiva

Voor vrouwen die orale anticonceptiva nemen, kan een verandering van pil beteken dat ze een groter aantal dagen oestrogeen nemen. Bij de meeste orale anticonceptiva worden 21 dagen hormoonbevattende pillen gebruikt en zeven dagen niets. Er zijn nieuwere middelen met minder oestrogeen die de hele cyclus op twee dagen na moeten worden geslikt. Dit beperkt de daling van de oestrogeenspiegel voor de menstruatie. Een nevenwerking van orale anticonceptiva is dan ook dat ze migraine kunnen tegengaan. De ervaring is dat dit maar ongeveer een half jaar blijft werken, zodat het weinig zin heeft de pil voor te schrijven bij migraine.

Andere behandelmethoden
Voor vrouwen met een moeilijk behandelbare hormonale migraine zijn andere strategieën nodig. Deze omvatten de onderdrukking van verschillende vrouwelijk hormonen.

Bromocriptinebehandeling
Bij een onderzoek dat in 1997 in *Neurology* werd gepubliceerd, kregen vrouwen met hormonale migraine die niet op de standaardbehandeling reageerden, continu bromocriptine. Van de proefpersonen had 75 procent ten minste 25 procent minder aanvallen. Bromocriptine werd ook met tussenpozen gebruikt. Niet iedereen kan dit medicijn echter verdragen; misselijkheid is een veel voorkomende bijwerking.

Ik heb verschillende patiënten gehad die niet tegen het middel konden. Charlene was aan de pil geweest met als enige doel ervoor te zorgen dat haar hormonale migraine in een weekeinde optrad, omdat ze er anders drie of vier dagen per maand aan kwijt kon zijn. Sinds ze met bromocriptine was begonnen, had ze nog maar een of twee keer per maand lichte hoofdpijn. In Nederland wordt dit middel niet toegepast.

Antihormonen

Medicijnen die oestrogeen onderdrukken, zijn eveneens voorgesteld ter behandeling van hormonale migraine. Voor dit doel wordt danazol gebruikt, een afgeleide van oestrogeen die werkt als een mannelijk hormoon. Omdat het de mannelijke eigenschappen versterkt, nemen veel vrouwen het niet graag. Tot de bijwerkingen behoort ongewenste beharing, soms ook in het gezicht. Bij langer gebruik kan de stem lager worden en kunnen de borsten kleiner worden. Om deze effecten te beperken, wordt danazol in de Verenigde Staten soms alleen kort voor en tijdens de menstruatie gegeven. In Nederland wordt het niet gebruikt.

Tamoxifen, een medicijn tegen borstkanker, is een antihormoon dat is geprobeerd tegen hormonale migraine. In een artikel van 1990 in *Neurology* werd een afzonderlijk geval gemeld van een vrouw die tamoxifen tegen pms gebruikte en daardoor minder last van hormonale migraine had. Een bekende expert op gebied van aan de hormonen gerelateerde migraine, Stephen D. Silberstein van het Thomas Jefferson University Headache Center in Philadelphia, ried het gebruik van tamoxifen gedurende zeven dagen voor de menstruatie aan.

Leuprolideacetaat, een middel dat kunstmatig de menopauze inleidt, kan helpen bij ernstige, schijnbaar onbehandelbare gevallen van hormonale migraine. Dit middel heeft niet de masculiniserende effecten van danazol. Niet iedere patiënt zal echter zo'n radicale methode willen toepassen.

In 1995 meldden onderzoekers in *Headache Quarterly* het gebruik van leuprolideacetaat bij een onderzoek aan 29 vrouwen met hormonale migraine die langer dan één dag per maand duurde en waarbij geen enkele behandeling had geholpen. De vrouwen omschreven hun hoofdpijn als 'invaliderend'; ergotamine met cafeïne en codeïne had niet gewerkt. Hun migraine was zo ernstig dat ze het voorgaande jaar vier of meer keer naar het ziekenhuis hadden gemoeten. In de loop van twee jaar trad bij veertien van de vrouwen een afname in hevigheid van de hoofdpijn van 50 procent of meer op als ze leuprolide namen. Vijf andere meldden een geringere vooruitgang. De overige proefpersonen stopten met hun medewerking vanwege de bijwerkingen of omdat hun migraine erger werd. (Omdat leuprolide de oestrogeenproductie van de eierstokken remt, kregen de vrouwen die doorgingen met de behandeling een oestrogeensupplement om de effecten van de chemische menopauze tegen te gaan.)

Bromocriptine, danazol en leuprolideacetaat mogen alleen worden voorgeschreven aan vrouwen die zorgvuldig zijn geselecteerd, want deze middelen hebben aanzienlijke bijwerkingen. Vrouwen met hormonale migraine moeten eerst de hiervoor beschreven behandelmethoden proberen voor ze voor deze medicijnen in aanmerking komen.

Is hysterectomie een oplossing?

In het verleden is hysterectomie (baarmoederverwijdering) met oöforectomie (verwijdering van de eierstokken) door sommige artsen toegepast bij ernstige hormonale migraine. In minder dan de helft van de gevallen trad verbetering op. In de meeste gevallen kwamen de aanvallen niet meer iedere maand.

Helen, een patiënt die toen ze in de dertig was iedere maand hevige hormonale migraine had, kon wat verlichting bewerkstelligen met aspirine, butalbital en cafeïne met codeïne. Toen ze 37 was, onderging ze hysterectomie, in de hoop voorgoed van de migraine af te zijn. Helaas liep het anders. Nu ze tegen de vijftig is, heeft Helen nog steeds migraine, maar bestrijdt ze de pijn met het preventieve middel verapamil en af en toe een injectie met sumatriptan.

Volledige hysterectomie met als enige doel migraine te bestrijden, wordt niet aanbevolen.

Andere hormonaal geïnduceerde hoofdpijnen die lijken

op natuurlijke menstruele migraines zijn hoofdpijnen die optreden in het pilvrije interval bij vrouwen die orale anticonceptiva gebruiken. Ook dit is een hoofdpijn die ontstaat door een periode van oestrogeengebruik (de periode waarin de pil wordt geslikt) gevolgd door een periode zonder oestrogeen. Dit soort hoofdpijn verdwijnt gewoonlijk zodra het slikken van de pil weer wordt hervat.

Migraine kan erger worden nadat met het gebruik van orale anticonceptiva is begonnen. Onderzoek vermeldt een toename van de frequentie en hevigheid van migraineaanvallen in 18-50 procent van de gevallen. Daarnaast meldde 35 procent van de vrouwen juist verbetering nadat ze met de pil waren begonnen. Bij verschillende onderzoeken werd echter geen verschil gevonden in de frequentie van de hoofdpijn, ongeacht of de vrouw de pil of een placebo kreeg.

Deze verschillende reacties kunnen een weerspiegeling zijn van de verschillende doses en samenstellingen van de anticonceptiva. Ze bevatten niet allemaal hetzelfde of dezelfde hoeveelheden. Soms krijgt iemand voor het eerst migraine na met de pil te zijn begonnen.

Uit een onderzoek onder leiding van Lee Kudrow van de California Medical Clinic for Headache in Encino bleek dat van de vrouwen die voor het eerst migraine kregen toen ze met de pil begonnen, slechts bij 40 procent migraine in de familie voorkwam. Bij de vrouwen die al wel migraine hadden, kwam bij 72 procent migraine in de familie voor. Dit onderzoek wees op de mogelijke rol van oestrogeen als de veroorzakende factor van migraine bij orale anticonceptiva. Het minder voorkomen in de families wees erop dat veel van deze vrouwen geen migraine zouden hebben gekregen als ze de pil niet hadden genomen.

De behandeling van migraine bij vrouwen die orale anticonceptiva gebruiken, verschilt niet van de normale behandeling. De pil is verenigbaar met medicijnen tegen migraine. Als een migrainelijder die de pil gebruikt dagelijks hoofdpijn, voor het eerst een aura of plotselinge hevige hoofdpijn krijgt, moet ze naar de dokter om zich te laten onderzoeken. Misschien moet met de anticonceptiva worden gestopt. Dit komt echter niet vaak voor.

Vrouwen met migraine hebben een iets grotere kans op een beroerte dan de gemiddelde vrouwelijke bevolking. Het gebruik van orale anticonceptiva kan dit risico nog vergroten. (Hoe lager de dosis oestrogeen in de pil, des te kleiner de toename van de kans op een beroerte.) Migrainelijders die de pil gebruiken, kunnen beter niet roken, want dat levert ook een vergroting van het risico op.

HOOFDSTUK 5

MIGRAINE EN ZWANGERSCHAP

Voor iedere aanstaande moeder is de zwangerschap een tijd van vreugde en vrees, van grootse verwachtingen en knagende zorgen. Als u echter aan migraine lijdt, geeft de zwangerschap nog extra problemen. Ongetwijfeld zult u zich afvragen hoe de migraine de zwangerschap zal beïnvloeden en omgekeerd. Er komen allerlei verontrustende mogelijkheden in uw gedachten op, zoals:

- Zal de migraine blijven, erger worden, minder worden of verdwijnen tijdens de zwangerschap?
- Als ik medicijnen tegen migraine moet nemen, kunnen ze de foetus dan schaden?
- Ben ik wel opgewassen tegen de nachtelijke voeding, luiers verschonen en zorgen voor een ziek kind als ik een verlammende migraineaanval krijg en nog amper kan functioneren?
- Als het kind is geboren, zal ik het dan de borst kunnen geven?

In dit hoofdstuk zal ik deze en andere vragen bespreken en de resultaten uit onderzoeken samenvatten die u een idee kunnen geven van de ervaringen van uw medepatiënten tijdens zwangerschap.

DE KINDERWENS

Terwijl de beslissing een kind te nemen een heel belangrijke is, krijgt de vraag hoe dat zal zijn voor uw tijdsindeling en huishouden een extra dimensie als u aan migraine lijdt. Als u erover denkt zwanger te worden, zult u de feiten willen kennen, zodat u een weloverwogen beslissing kunt nemen. Ik raad mijn patiënten aan om hun beslissing te nemen op grond van hun persoonlijke, emotionele en financiële toestand. Net als iedere aanstaande moeder zult u de gezondheidsaspecten erbij willen betrekken, in dit geval uw geschiedenis met migraine.

Er zijn talloze boeken op de markt die u kunnen helpen bij het nemen van een goede beslissing over zwanger worden en bij de voorbereiding op een optimale zwangerschap. Volgens mij is de vraag wel of niet zwanger te worden zo veelomvattend, dat migraine, tenzij deze u in bijzondere mate invalideert, geen beslissende factor in uw overwegingen hoeft te zijn. Dat wil niet zeggen dat ik vind dat iedere vrouw één ouder moet worden. Als u er echter altijd van hebt gedroomd een kind te nemen en uw leven daarop hebt ingesteld, doet u uzelf tekort door ervan af te zien vanwege de migraine en de bijkomende zorgen.

ZWANGER WORDEN

Als u besluit zwanger te worden, is het verstandig de vroedvrouw of de gynaecoloog tijdig te informeren over uw migraine, zodat u kunt bespreken wat u moet doen als u tijdens de zwangerschap last van hoofdpijn hebt. Het is beter een plan op te stellen dat u nooit uitvoert dan te wachten tot u midden in de kwelling van een flinke migraine zit en op het laatste moment uw dokter probeert te bereiken om een recept te krijgen. Als u uw plan trekt, overweegt u misschien een van de alternatieve of niet-medicinale therapieën, die de foetus niet schaden. (Meer hierover vindt u in hoofdstuk 8.)

Bedenk dat, alleen maar omdat u een plan voor pijnmanagement maakt, dat niet betekent dat u dat ook altijd hoeft te volgen als de omstandigheden veranderen. Als u eenmaal zwanger bent, zult u ervaren hoe het is en hoe uw hoofdpijnpatroon verandert. De dokter kan dan medicijnen en behandeling bijstellen, gebaseerd op uw behoeften van dat moment en rekening houdend met uw grootste prioriteit, het beschermen van de gezondheid van uw kind, en daarnaast uw eigen welzijn.

BIJKOMEND VOORDEEL

Een belangrijke 'bijwerking' van zwangerschap is dat ze de meeste migrainelijdsters een pauze in hun ziekte bezorgt. Bij de meeste vrouwen wordt de migraine tijdens de zwangerschap minder of verdwijnt hij geheel. Soms is deze periode zo pijnvrij dat het ze bijna spijt te moeten bevallen. Marianna, een 31 jaar oude patiënt van mij, zei nadat ze haar eerste kind had gehad voor de grap tegen me dat haar hoofdpijn toen ze zwanger was zo verminderde, en haar zwangerschap zo probleemloos verliep, dat als het had gekund, ze wel voor de rest van haar leven zwanger had willen zijn. (Na Marianna's eerste kind, een stevige meid, had ze nog twee droomzwangerschappen.)

Sommige vrouwen hebben echter minder geluk: hun migraine wordt erger tijdens de zwangerschap. Enkelen krijgen voor de eerste keer migraine. Het probleem is dat u niet van tevoren weet of u tot de gelukkige meerderheid behoort of tot de minderheid met pech.

WAT ZIJN DE NADELEN?

Uit onderzoek is gebleken dat iemand met hormonale migraine bij zwangerschap een grotere kans op verbetering heeft dan degenen met niet-hormonale migraine. Tijdens de zwangerschap stijgen de oestrogeen- en progesteronspiegel gestaag tot aan de bevalling. Zoals besproken in hoofdstuk 4 beschermt een hoge oestrogeenspiegel de vrouw tegen hormoongevoelige hoofdpijn. Het is dus logisch dat migraine tijdens de zwangerschap vermindert of overgaat en dat de grootste verbetering in het derde trimester optreedt, als de oestrogeenspiegel op zijn hoogst is. Bij de meeste vrouwen met migraine die zwanger worden, werkt het inderdaad zo.

Dit wordt bevestigd door medisch onderzoek aan migraine en zwangerschap. Bij een belangrijk onderzoek uit 1966 werd bij 64 procent van de 252 zwangere migrainepatiënten de migraine minder. Van de vrouwen met niet-hormonale migraine vertoonde echter slechts 48 procent verbetering. Bij een onderzoek uit 1990 bleek dat 86 procent van de lijdsters aan hormonale migraine er tijdens de zwangerschap op vooruitging, vergeleken met 52 procent van de vrouwen met niet-hormonale migraine. Uit een ander onderzoek bleek dat vrouwen bij wie de migraine tegelijk met de menstruatie begon, de grootste kans hadden op vermindering van hun hoofdpijn tijdens de zwangerschap.

Gebaseerd op deze resultaten en die van andere onderzoeken delen de artsen hun patiënten mee dat ze een goede kans hebben dat de migraine overgaat tijdens de zwangerschap of ten minste verbetert in het derde trimester. Al dit onderzoek werd echter gedaan door de vrouwen *na* hun zwangerschap over hun migraine te ondervragen. Waarom is dit belangrijk?

Dawn Marcus en medewerkers onderzochten 49 zwangere vrouwen met chronische hoofdpijn, van wie achttien migraine hadden. Ze begonnen in het eerste trimester. De vrouwen noteerden gedurende de hele zwangerschap viermaal per dag gegevens over hun hoofdpijn of het ontbreken ervan. Bij de meesten trad er weinig verandering in hun hoofdpijn op en ook in het derde trimester was er geen verbetering te bespeuren. Toen dezelfde vrouwen echter na de zwangerschap werden ondervraagd, was het in hun ervaring tijdens de zwangerschap steeds beter gegaan en was de hoofdpijn na de bevalling weer teruggekomen. Het kan zijn dat ze zich tijdens de zwangerschap over de hele linie beter voelden, ondanks de blijvende migraine. Het kan ook zijn dat we een slecht geheugen voor pijn hebben.

Ik kan u dus niet beloven dat u tijdens de zwangerschap geen migraine zult hebben, maar het is waarschijnlijk dat u zich in het derde trimester beter zult voelen. Het is ook waarschijnlijk dat u aan deze fase van de zwangerschap goede herinneringen zult bewaren.

BEHANDELING VAN MIGRAINE TIJDENS ZWANGERSCHAP

Als u migraine hebt als u zwanger bent, wat kunt u dan doen? Moet u negen maanden lang lijden zonder medicijnen? Of kunt u de medicijnen nemen die u daarvoor gebruikte?

Pijnbeheersing zonder medicijnen

Als eerste en minst riskante verdedigingsmiddel om tijdens zwangerschap migraine te voorkomen en in de hand te houden, adviseer ik mijn patiënten de volgende mogelijkheden waar geen medicijnen aan te pas komen. Hiertoe behoren fysiotherapie, biofeedback, massage, acupunctuur en ontspanning. (Meer hierover vindt u in hoofdstuk 8.) Als u geen medicijnen wilt gebruiken, is dit een gelegenheid om een of meer van de volgende methoden te proberen:

- *fysiotherapie:* behandeling die massage, mobilisatie van gewrichten en versterking van bepaalde spieren omvat ter verlichting van pijn en krampen
- *biofeedback:* een techniek waarbij u leert de spieren te ontspannen met behulp van een apparaat dat u een afbeelding van de spierspanning laat zien
- *massage:* een bekende, aangename methode die de bloedsomloop stimuleert en de spieren ontspant
- *ontspanningstherapie:* techniek om zelf uit te voeren die een algehele ontspanning van lichaam en geest teweegbrengt
- *acupunctuur:* de Chinese methode waarbij naalden op verschillende punten in uw lichaam worden gestoken om de productie van endorfinen te bevorderen en de pijn te verlichten.

Als u niet vertrouwt op niet-medicamenteuze behandelingen, kan het onderzoek van Lia Scharf en haar collega's van het Pain Evaluation and Treatment Institute van de University of Pittsburgh interessant zijn. Zij onderzochten 30 zwangere vrouwen met hoofdpijn die werden behandeld met biofeedback, ontspanningsoefeningen of fysiotherapie. Bij deze behandelingsvormen had maar liefst 80 procent van de vrouwen baat; ze meldden aanzienlijke verlichting in hun hoofdpijndagboek. Dezelfde vrouwen werden na de bevalling gevolgd. Van hen had 67 procent tot een jaar na de bevalling minder last van hoofdpijn.

Medicijnen en hun risico's bij zwangerschap

Als u medicijnen gebruikt, moet u zich afvragen welk effect ze op het ongeboren kind hebben. Van slechts zo'n twintig medicijnen is aangetoond dat ze aangeboren afwijkingen veroorzaken, maar de meeste medicijnen zijn hierop niet getest. Andere medicijnen veroorzaken geen ernstige problemen, maar kunnen de groei van de foetus vertragen en minimale schade aan inwendige organen, minimale aangeboren afwijkingen of gedragsstoornissen veroorzaken. Bij ernstige aangeboren afwijkingen kan operatief ingrijpen nodig zijn, zoals bij slokdarmatresie (waarbij er een onderbreking in de slokdarm zit), of ze leiden tot een miskraam of doodgeboorte. Kleine defecten zijn lichamelijke of cosmetische onvolkomenheden zoals moedervlekken en fibromen.

Analyse van de oorzaak van aangeboren afwijkingen

Gelukkig doet migraine op zichzelf geen schade aan de zich ontwikkelende foetus en leveren de aanvallen geen extra risico's voor de goede afloop van de zwangerschap op. Ook is het prettig te weten dat bij migrainelijdsters miskramen, doodgeboorten en aangeboren afwijkingen van het kind niet vaker voorkomen. Bovendien zijn er geen aangeboren afwijkingen die specifiek aan migraine zijn gerelateerd. Alleen als er sprake is van ernstige migraine die leidt tot uitdroging als gevolg van overgeven, is er enig risico voor de foetus.

Medicijnen nemen zonder dat u eerst de gevolgen overweegt die ze op het ongeboren kind kunnen hebben, kan een verhoogd risico van aangeboren afwijkingen met zich meebrengen (wat natuurlijk ook voor zwangere vrouwen zonder migraine geldt). Het overzicht hierna laat zien welke veelgebruikte medicijnen het best en het slechtst zijn. U moet heel voorzichtig zijn met het slikken van medicijnen als u zwanger bent. Ernstige aangeboren afwijkingen treden op bij ongeveer 2 procent van de zwangerschappen en kleine afwijkingen bij ongeveer 8 procent van de levendgeboorten.

Medicijnen en hun risico bij zwangerschap

De kennis van de mogelijke effecten van medicijnen op de zich ontwikkelende foetus is meestal vrij beperkt. Dat komt doordat men liever geen medicijnen op zwangere vrouwen uittest. De enige manier is gegevens verzamelen van vrouwen die de medicijnen hebben genomen voor ze wisten dat ze zwanger waren of vrouwen die de medicijnen moesten nemen tegen levensbedreigende aandoeningen, zoals een ernstige infectie of hoge bloeddruk.

Als u vermoedt dat u tijdens de zwangerschap medicijnen tegen de pijn nodig hebt, kan de lijst hierna van nut zijn om te weten te komen wat veilig is en wat u beter niet kunt nemen. We delen de medicijnen in vijf risicocategorieën in. Dat zijn:

- Categorie A: geen risico bij placeobogecontroleerd onderzoek
- Categorie B: geen aanwijzingen voor risico; placebogecontroleerd onderzoek is niet gedaan
- Categorie C: risico is niet uitgesloten
- Categorie D: duidelijke aanwijzingen uit dierproeven voor mogelijk risico voor de mens
- Categorie X: niet aanbevolen bij zwangerschap

Medicijnen die worden gebruikt bij acute bestrijding van migraine worden als volgt geclassificeerd:

Medicijn	Categorie
PIJNSTILLERS	
MILDE PIJNSTILLERS	
aspirine	C
paracetamol	B
cafeïne	B
ibuprofen	B

Medicijn	Categorie
naproxen	B
indomethacine	B
ketoprofen	B

NARCOTISCHE PIJNSTILLERS

butorfanol	C
codeïne	C
meperidine	B
methadon	B
morfine	B
propoxyfeen	C

HORMONALE MIDDELEN

dexamethason	C
prednison	B

ERGOTAMINEN

ergotaminetartraat	X
dihydro-ergotamine	X

TRIPTANEN

sumatriptan	C
naratriptan	C
zolmitriptan	C
rizatriptan	C

DIVERSEN

butalbital	C
fenobarbital	C
diazepam	C
clonazepam	C

Medicijn	Categorie

MEDICIJNEN TEGEN MISSELIJKHEID
ANTIHISTAMINICA
cyproheptadine	B
meclozine	B
dimenhydrinaat	B

NEUROLEPTICA
chloorpromazine	C
prochloorperazine	C
haloperidol	C
metoclopramide	B

DIVERSEN
Vitamine B_6	B

PREVENTIEVE MEDICIJNEN
BÈTABLOKKERS
metoprolol	B
propanolol	C
nadolol	C
timolol	C
atenolol	C

TRICYCLISCHE ANTIDEPRESSIVA
amitriptyline	D
nortriptyline	D
doxepine	C
protriptyline	C

SELECTIVE SEROTONIN REUPTAKE INHIBITORS (SSRI'S)
fluoxetine	B
sertraline	B
paroxetine	C

Medicijn	Categorie
venlafaxine	C
nefazodon	C
CALCIUMKANAALBLOKKERS	
verapamil	C
nifedipine	C
diltiazem	C
DIVERSEN	
divalproex	D
methysergide	D
gabapentine	C

Ik beveel aan om hoofdpijn te bestrijden zodra ze opkomt. Alleen in extreme gevallen schrijf ik bij zwangerschap preventieve medicijnen voor. Als deze absoluut noodzakelijk zijn, schrijf ik altijd het veiligste middel in de laagste effectieve dosis voor.

Bètablokkers worden veel voorgeschreven aan vrouwen die hoge bloeddruk tijdens de zwangerschap hebben en kunnen ook worden gebruikt voor de preventie van migraine. In een enkel geval is er sprake van vertraagde groei van de foetus. Amitriptyline is in het verleden gebruikt tegen ernstige depressies en wordt soms nog voorgeschreven om migraine te onderdrukken. Er moet ten minste twee weken voor de bevalling mee worden gestopt om sufheid, ademhalingsstoornissen en voedingsproblemen bij het kind te voorkomen.

Niet-hormonale ontstekingsremmers worden geacht in het algemeen veilig te zijn in het eerste en tweede trimester van de zwangerschap. Ketoprofen, ibuprofen, flurbiprofen en naproxen helpen waarschijnlijk het best bij het verlichten van migraine en zijn redelijk veilig voor de ontwikkeling van het kind. Niet-hormonale ontstekingsremmers mogen *niet* in het derde trimester worden gebruikt omdat ze de kans op problemen met de longen bij het kind en langer durende weeën, toxemie en bloedingen bij de moeder kunnen vergroten.

REDEN VOOR BEZORGDHEID

Als de migraine ernstiger wordt of als u voor het eerst migraine krijgt tijdens de zwangerschap moet de dokter er rekening mee houden dat er iets anders dan migraine aan de hand is. Hoewel dit waarschijnlijk niet het geval is, is het een gerechtvaardigde zorg. Sommige aandoeningen lijken tijdens de zwangerschap meer op migraine dan anders, bijvoorbeeld beroerte, hersenbloeding, trombose in de hersenaders of een tumor (meestal geen kwaadaardige) in de hypofyse.

Sommige complicaties bij zwangerschap kunnen hoofdpijn veroorzaken die op migraine lijkt. Hiertoe behoren toxicose (zwangerschapsvergiftiging), toxemie en chorioangioom (een zeer zeldzame vorm van kanker in de placenta).

Diagnostische tests tijdens de zwangerschap zijn nooit ideaal. Het is duidelijk dat artsen geen onnodig röntgenonderzoek willen laten doen bij een zwangere vrouw; het risico van een ct-scan van het hoofd is veel kleiner dan dat van een hersenbloeding of een bloedstolsel dat tot een beroerte leidt. Als de symptomen sterk op een van deze aandoeningen wijzen, kan onderzoek nodig zijn. Zulke onderzoeken zijn het veiligst als ze tot het derde trimester kunnen worden uitgesteld (wat natuurlijk niet altijd mogelijk is).

Andere aandoeningen die hoofdpijn veroorzaken, komen net zo vaak voor wanneer u niet zwanger bent: sinusitis, hersenvliesontsteking, vasculitis (ontsteking van de bloedvaten) of een hersentumor. (Zie hoofdstuk 1 en 2 voor een bespreking van andere hoofdpijnen dan migraine.)

POSTPARTUM-MIGRAINE

Bij een onderzoek in de Verenigde Staten meldde ongeveer 39 procent van de zwangere vrouwen een migraineachtige hoofdpijn in de eerste week na de bevalling, vooral op de derde tot zesde dag. Van de zwangere migrainelijders kreeg 58 procent hoofdpijn na de bevalling. Deze was meestal lichter dan de normale aanvallen en duurde vaak langer.

Bij een klein aantal vrouwen trad hoofdpijn voor het eerst op in de periode na de bevalling. Bij een onderzoek uit 1993 werd gemeld dat 4,5 procent van de onderzochte vrouwen in de periode na de bevalling voor het eerst migraine kreeg.

Bij een ander onderzoek kreeg 3,6 procent van de onderzochte vrouwen hoofdpijn na de bevalling (tot drie maanden erna), waarvan ongeveer een derde aan de criteria van migraine voldeed.

Wat veroorzaakt migraine na de bevalling?

De oestrogeenspiegel bereikt aan het eind van het derde trimester een zeer grote hoogte en na de bevalling schiet hij omlaag, net als bij de kleinere stijging en daling die hormonale migraine veroorzaakt. Het is dus niet verrassend dat zo'n grote hormonale stijging migraine veroorzaakt bij degene die daar vatbaar voor is.

Migraine na de bevalling kan net zo worden behandeld als iedere andere migraine en met dezelfde medicijnen als u voor de zwangerschap gebruikte, tenzij u borstvoeding geeft. Ook dan moet er rekening worden gehouden met de gezondheid van het kind.

BORSTVOEDING EN MIGRAINE

Om te beslissen hoe migraine bij vrouwen die borstvoeding geven, moet worden behandeld, moet men weten of het medicijn in kwestie in de moedermelk wordt uitgescheiden en als dat zo is, of de hoeveelheden kwaad kunnen voor de zuigeling.

Tot de medicijnen die veel tegen hoofdpijn worden gebruikt en niet schadelijk voor het kind zijn, behoren paracetamol, cafeïne, niet-hormonale ontstekingsremmende pijnstillers, narcotische pijnstillers, prochloorperazine, bètablokkers, adrenerge blokkers, carbamazepine en steroïden zoals prednison. Volgens sommige deskundigen zijn ibuprofen, flurbiprofen en diclofenac de veiligste niet-hormonale ontstekingsremmende middelen bij borstvoeding.

Bepaalde medicijnen moeten met voorzichtigheid worden voorgeschreven aan vrouwen die borstvoeding geven. De gevolgen van deze variabelen kunnen variëren van sufheid van het kind tot langer durende bloeding. Tot deze medicijnen behoren aspirine, barbituraten, methysergide, sumatriptan en antidepressiva van de ssri-groep zoals fluoxetine (Prozac), sertraline, paroxetine en venlafaxine.

Tot de medicijnen waarvan de bijwerkingen onbekend zijn en die tot voorzichtigheid noodzaken, behoren metoclopramide, chloorpromazine, benzodiazepinen (zoals Valium) en tricyclische antidepressiva zoals amitriptyline, nortriptyline, doxepine, protriptyline, imipramine en desipramine.

Sommige medicijnen die veel gebruikt worden om migraine te behandelen, zoals cyproheptadine en ergotaminen, mogen niet worden genomen door vrouwen die borstvoeding geven. (Stel dus de artsen waarmee u te maken krijgt, ervan op de hoogte dat u borstvoeding geeft.)

Medicijnen nemen na het voeden

Een manier om het risico voor uw kind van migrainemedicijnen te verminderen, is wachten met het innemen tot na de voeding. De meeste medicijnen voor de acute behandeling van migraine werken vrij snel, wat betekent dat het hoogste gehalte in het bloed (en in de melk) één tot drie uur na inname wordt bereikt. Als het kind het zo lang zonder voeding kan doen, zal het grootste deel van het medicijn uit het lichaam zijn verdwenen tegen de tijd dat u weer de borst moet geven. Als het kind vaker moet worden gevoed, kunt u het melk geven die u voor inname van het medicijn hebt gekolfd en in de ijskast hebt bewaard.

Borstvoedingshoofdpijn

Hoofdpijn die is gerelateerd aan het geven van borstvoeding is een zeldzaam verschijnsel. Sommige deskundigen menen dat deze hoofdpijn, die opkomt als de zuigeling aan de borst wordt gelegd, kan worden toegeschreven aan het hormoon oxytocine. Dit wordt uitgescheiden wanneer de lactatiereflex optreedt (waarbij de melk uit de kanalen in het borstweefsel stroomt, de ruimte onder de tepel vult en naar buiten stroomt).

Als het kind van de borst af is, kunt u weer uw normale medicijnen nemen. Als u verwacht het kind een jaar of langer de borst te geven, zult u misschien naar behandelingsmethoden zonder medicijnen moeten uitkijken.

Geen schuldgevoel alstublieft

Als de hoofdpijn na de bevalling hevig is en u de medicijnen die eerder verlichting gaven hard nodig hebt, voel u er dan niet schuldig over dat u het kind de fles moet geven. Het zal ongetwijfeld een stuk tevredener zijn met een kalme en aanwezige moeder die hem een flesje geeft dan één die opgebrand en aan het eind van haar Latijn is. Dat geldt vooral als het kind al drie maanden oud is.

Als u een gezond plan opstelt voor de zwangerschap en de periode erna, zal het krijgen van een kind u dezelfde vreugde geven die alle moeders ervaren – samen met de normale ongemakken van de zwangerschap en de pijn van de bevalling zelf. Er is een goede kans dat zwangerschap de migraine buiten de deur houdt. Ik geef mijn patiënten echter altijd de raad om van tevoren een plan op te stellen. Als u alles op een rijtje hebt gezet, kunt u verdergaan met uw zwangerschapsplannen zonder u onnodige zorgen te hoeven maken. Als dat pakketje levensvreugde dan eenmaal op het toneel is verschenen, zult u in goede conditie zijn om het te voeden en te verzorgen.

HOOFDSTUK 6

MIGRAINE EN DE OVERGANG

Aangezien bij veel vrouwen migraine nauw verbonden is met de menstruatie, zou het voor de hand liggen dat de migraine in de overgang zou verdwijnen. Helaas is dat niet altijd het geval. Bij sommige vrouwen wordt de migraine in de overgang zelfs erger, dankzij de hormonale veranderingen in deze periode. In sommige gevallen worden vrouwen opnieuw bezocht door migraine waarvan ze dachten dat die al lang tot het verleden behoorde.

Victoria, 52, is zo'n geval. Ze had migraine die begon toen ze negentien was en ophield toen ze op haar dertigste trouwde. Ongeveer drie jaar geleden, toen de overgang begon, kwam de migraine terug om wraak te nemen. 'Het begint meestal om drie uur 's nachts,' zegt ze. 'Ik word wakker met pijn aan één kant, soms links en soms rechts. Het is een hevige, continue pijn, waardoor ik soms helemaal niks meer kan doen.' De migraine is anders dan die ze vroeger had. De aanvallen treden vaker op, maar zijn minder gevoelig voor geluid en ze wordt er zelden misselijk van. 'Toen ik jong was, was ik er zo ziek van dat ik in een verduisterde kamer moest gaan liggen. Nu, met behulp van sumatriptan in de vorm van een neusspray, kan ik mijn hoofdpijn de baas blijven.'

U kunt geluk hebben en uw migraine zien verdwijnen als u in de overgang komt. Het kan echter ook zijn dat de migraine in de overgang blijft of erger wordt, of terugkeert, zoals bij Victoria. Laten we eens kijken naar enkele maatregelen die u kunt nemen om de migraine in de overgang in de hand te houden.

Migrainelijders verschillen onderling natuurlijk aanzienlijk, en een oplossing werkt nooit voor iedereen. Bovendien is het nodig om rekening te houden met de vele manieren waarop de verschillende behandelingen van overgangsklachten invloed op de migraine hebben.

OVERGANG EN MENOPAUZE

De overgang is een periode van een aantal jaren waarin er van bepaalde hormonen steeds minder wordt geproduceerd, maar de menstruatie nog niet helemaal is gestopt. In de overgang kan de menstruatie veranderen van aard en duur en kan ze onregelmatiger worden. De menopauze begint als de menstruatie een jaar is uitgebleven; dit gebeurt meestal als u midden veertig bent of later.

Hoewel het voor de ouders van een twaalfjarig meisje mag lijken of hun dochtertje in één nacht in een tiener is veranderd, heeft het proces zich in werkelijkheid over een aantal jaren uitgestrekt. Zo zijn ook de veranderingen die in een vrouwenlichaam optreden als de menopauze nadert gradueel. De menopauze wordt niet door een inwendig knopje aangezet; alleen als hij door operatieve verwijdering van de eierstokken of behandeling met hormonen is opgewekt, treedt hij onmiddellijk in. In de overgang kunt u een aantal geleidelijke veranderingen waarnemen. U hebt misschien minder zin in vrijen. Vaginale droogheid, die het vrijen pijnlijk kan maken, is vaak een probleem. De menstruatie kan minder voorspelbaar en de bloeding kan zwaarder of lichter worden. U kunt last hebben van nachtzweten, waarbij u wakker wordt doordat u het plotseling vreselijk warm hebt gekregen en soms de lakens drijfnat van het zweet zijn. Nachtzweten (wat niet hetzelfde is als opvliegers, die worden beschreven als een gevoel van binnen in brand te staan) kan al wel tien jaar voor de menopauze optreden. Sommige vrouwen hebben ook psychische klachten, zoals prikkelbaarheid, moeite met concentreren, sentimentaliteit, overgevoeligheid en stemmingswisselingen.

Deze symptomen zijn alle een deel van het natuurlijke proces dat het lichaam ondergaat terwijl het zich opmaakt voor een fundamentele verandering. Zoals besproken in hoofdstuk 4, wordt maandelijks een periode met een hoge oestrogeenspiegel gevolgd door een met een lage, als deel van de ovulatiecyclus. Bij vrouwen die daar aanleg voor hebben, resulteert deze cyclus in hormonale migraine. In zekere zin kunt u de vruchtbare jaren vergelijken met de periode met een hoge oestrogeenspiegel, die in de overgang geleidelijk daalt. Vrouwen die er aanleg voor hebben, zullen in de overgang dus meer last van migraine krijgen.

HORMOONSUBSTITUTIETHERAPIE

Ongeveer 70 procent van de vrouwen beleeft de overgang zonder ernstige problemen en zonder de behoefte aan medische hulp. Als deze vrouwen al klachten hebben, zoals opvliegers en emotionele uitbarstingen, houden ze zonder behandeling meestal na twee jaar op.

De behandeling van overgangsklachten door middel van hormoonsubstitutietherapie is controversieel. Sommige vrouwen vinden dat hormoonsubstitutietherapie een natuurlijk proces medicaliseert en dat vrouwen in de overgang niet als ziek en gebrekkig dienen te worden beschouwd. Niettemin is het een feit dat ze weinig oestrogeen aanmaken en dat dit gebrek gevolgen voor de gezondheid heeft. Als we nader op overgangsmigraine ingaan, zult u zien dat oestrogeengebrek een centrale rol speelt bij de oorzaak van deze migraine.

Afwisseling van hormonen

In het verleden bestond hormoonsubstitutietherapie tegen overgangsklachten meestal uit het gedurende één deel van de maand nemen van oestrogeen en van progesteron in het andere. Veel artsen geven bij vrouwen met een intacte baarmoeder de voorkeur aan deze methode, omdat als alleen oestrogeen wordt gegeven, de kans op endometriumkanker groter wordt. Oestrogeen versnelt de opbouw van het endometrium, het vlies dat de baarmoeder bekleedt; progesteron zorgt voor de afbraak van het endometrium, beter bekend als menstruatie.

De meestgebruikte vorm van oestrogeen is geconjugeerd oestrogeen, dat wordt gewonnen uit de urine van zwangere paarden. Een andere vorm, oestradiol, wordt kunstmatig gesynthetiseerd; hoewel het niet 'natuurlijk' is, is oestradiol chemisch identiek aan het oestrogeen dat de eierstokken produceren.

Soms worden in de overgang oestrogenen die uit planten afkomstig zijn (fyto-oestrogenen) gebruikt. Deze verschillen enigszins van uw eigen oestrogeen en werken in uw lichaam misschien niet precies hetzelfde. Fyto-oestrogenen beschermen bijvoorbeeld niet zo goed tegen osteoporose als andere oestrogenen.

Aan de meeste vrouwen die hormoonsubstitutietherapie krijgen, wordt oestrogeen voorgeschreven met een progestageen, meestal progesteron. De kuur bestaat uit twee soorten pillen, omdat het progestageen slechts een deel van de maand wordt geslikt. De meestgebruikte progestagenen zijn geconjugeerd progesteron en medroxyprogesteron. Deze worden meestal beter verdragen door vrouwen met migraine dan op testosteron gebaseerde progestagenen.

Continue combinatietherapie

Continue combinatietherapie is een recente trend op het gebied van hormoonsubstitutietherapie. Hierbij wordt dagelijks oestrogeen met een progestageen genomen. Dat kan in twee afzonderlijke pillen of in een combinatiepil.

Toedieningsvormen van hormonen

Hormonen kunnen worden toegediend in de vorm van een pil of een injectie of via de huid. Dat laatste gebeurt via een oestrogeenbevattende pleister die om de paar dagen wordt ververst. Bij deze vorm blijft de oestrogeenspiegel in het bloed gelijkmatiger, doordat het hormoon continu wordt afgegeven. Dit voorkomt migraine door hormoonschommelingen.

Geconjugeerde oestrogenen worden het meest toegepast en worden in de vorm van een pil toegediend. Sommige vrouwen krijgen meer migraine bij geconjugeerde oestrogenen en reageren beter op het synthetische oestradiol, dat verkrijgbaar is als pil, huidpleister en injectie. Fyto-oestrogenen, die minder sterk zijn dan andere vormen van oestrogeen, zijn verkrijgbaar als pil en zalf.

Oestrogeen is ook verkrijgbaar als vaginale crème, die wordt gebruikt bij klachten die te maken hebben met het dunner worden van het slijmvlies van de vagina, met name verminderde slijmproductie en pijn bij de penetratie door de toegenomen stroefheid. Vaginale crème verhoogt de bloedspiegel van oestrogeen niet zo sterk als andere vormen van oestrogeen.

Continue oestrogeentherapie

Volgens onze huidige kennis over de relatie tussen oestrogeen en migraine zou continue oestrogeentherapie de ideale hormonale behandeling voor migrainepatiënten zijn. Gezien de vele nadelige bijwerkingen van deze therapie wordt zij door Nederlandse artsen vrijwel nooit voorgeschreven. In de Verenigde Staten gebeurt dit wel, en daarom besteed ik er hier toch aandacht aan, zonder evenwel deze methode aan te willen bevelen.

Uit onderzoek is gebleken dat lijders aan overgangsmigraine er het meeste last van hebben als de oestrogeenspiegel laag is. De meeste patiënten hebben vooral baat bij transdermaal oestrogeen, wat gelijkmatiger aan het bloed wordt afgegeven. Trista, 46, al jaren een van mijn patiënten, had altijd al last gehad van premenstruele migraine. Toen ze in de overgang kwam, ging het van kwaad tot erger. Gelukkig had ze veel baat gehad bij oestrogeenpleisters die ze drie dagen voor de menstruatie opplakte. 'Deze tijd van de maand is veranderd van een nachtmerrie tot verdraagbaar,' vertelde Trista me. 'Zo'n pleister is een perfecte manier van toediening. Als je een douche neemt, trek je hem er gewoon af en plak je hem op de badkamerspiegel.'

Een recent onderzoek laat zien waarom continue oestrogeentherapie voor Amerikaanse artsen de eerste keus is geworden. Bij dit onderzoek waren 28 vrouwen in de overgang betrokken, waarvan zestien in hun vruchtbare jaren zware hormonale migraine hadden gehad en twaalf nooit migraine hadden gehad. Alle vrouwen kregen continue oestrogeentherapie en een maandelijkse injectie met oestradiol, de synthetische vorm van oestrogeen. De oestradiolspiegels in het bloed werden gemeten, aangezien deze in de loop van vier weken steeds lager worden.

Alle zestien vrouwen die migraine hadden gehad, kregen een aanval als de bloedspiegel onder de 50 picogram per milliliter (pg/ml) was gedaald. De andere vrouwen kregen geen migraine, hoewel hun oestradiolspiegel ook was gedaald. Het onderzoek wijst erop dat oestradiolspiegels boven de 60 pg/ml bescherming tegen het ontstaan van migraine kunnen bieden bij vrouwen die aanleg hebben voor dit type migraine. Continue oestrogeentherapie voorkomt de daling van de oestrogeenspiegel die bij een onderbroken oestrogeen-progesterontherapie kan optreden. Als uw oestradiolspiegel onder de 50 pg/ml daalt, zou oestrogeensuppletie uw overgangsmigraine kunnen verlichten.

(Sommige vrouwen met migraine wordt geadviseerd helemaal geen oestrogeen te gebruiken, omdat oestrogeen soms hoofdpijn *veroorzaakt.*)

Voordelen van hormoonsubstitutietherapie

Naast het bestrijden van de pijn bij migraine, heeft hormoonsubstitutietherapie nog andere effecten op de gezondheid. De behandeling kan overgangsklachten als opvliegers, nachtzweten en vaginale droogheid verlichten en vermindert osteoporose (botafbraak), waarbij kan worden opgemerkt dat is gebleken dat osteoporose niet de oorzaak van botbreuken bij ouderen is, zoals werd verondersteld.

Verder heeft oestrogeen een positief effect op de cholesterolspiegel, wat belangrijker wordt naarmate de vrouw ouder wordt en haar beschermende hormonen verliest. Oestrogeen verlaagt de spiegel van LDL-cholesterol (het 'slechte' cholesterol) en verhoogt die van HDL-cholesterol (het 'goede' cholesterol). Dit effect is groter als er geen progestageen bij wordt gegeven. Simvastatine en atorvastatine verlagen de cholesterolspiegel beter dan oestrogeen, omdat ze speciaal op dit doel gericht zijn.

Sommige onderzoeken geven aan dat oestrogeen kan beschermen tegen darmkanker en mogelijk tegen de ziekte van Alzheimer. Interessant is dat oestrogeen de kans op een beroerte lijkt te vergroten noch te verkleinen. Dit is enigszins verrassend, gezien de toegenomen kans op een beroerte bij vrouwen in de overgang die oestrogeenbevattende orale anticonceptiva slikken.

De risico's van hormoonsubstitutietherapie

U moet zich er goed van bewust zijn dat langer durende hormoonsubstitutietherapie nadelen met zich meebrengt. Bij een zich over drie jaar uitstrekkend onderzoek dat in 1995 in de *Journal of the American Medical Association* werd gepubliceerd, ontwikkelde een derde van de vrouwen die oestrogeen zonder progestageen kregen, laesies in het endometrium (het slijmvlies van de baarmoeder) die een voorloper van kanker waren. Daarentegen traden deze laesies op bij minder dan 1 procent van de vrouwen die oestrogeen met progestageen kregen. Daarom geven de meeste artsen de voorkeur aan de gecombineerde therapie. (Als uw baarmoeder is verwijderd, geldt dit natuurlijk niet.)

Ook is er onderzoek gedaan naar de werking op de gezondheid van hart en bloedvaten en op het risico van borstkanker. Hieruit bleek dat hormoonsubstitutietherapie de kans op borstkanker en hartaandoeningen vergrootte. Bij een al in 1997 in *The Lancet* gepubliceerd onderzoek aan vrouwen die langdurig hormoonsubstitutietherapie kregen, hadden de proefpersonen een 1,35 maal zo grote kans op borstkanker als vrouwen die geen oestrogeen kregen. Een recent onderzoek in het kader van het Women's Health Initiative gaf eveneens ontmoedigende resultaten. Er werd gekeken naar de effecten van een combinatietherapie met geconjugeerd oestrogeen en een progestageen. Na vijf jaar moest het onderzoek vroegtijdig worden stopgezet, omdat de kans op borstkanker bij deze therapie met 26 procent toenam. Ook was er een vergrote kans op hartaandoeningen en trombose.

Een ander probleem op dit gebied is dat oestrogeen de dichtheid van het borstweefsel vergroot, wat de interpretatie van mammogrammen moeilijker maakt. Een knobbeltje kan gemakkelijker over het hoofd worden gezien en kan tot een gevaarlijker gezwel zijn uitgegroeid op het moment dat het wordt ontdekt.

Bovendien vergroot oestrogeen de kans dat de baarmoeder moet worden verwijderd doordat het slijmvlies ervan harder groeit, wat weer gerelateerd is aan baarmoederkanker. Ook wordt de kans dat een galblaasverwijdering nodig zal zijn, tweemaal zo groot, evenals de kans op het ontstaan van stolsels in de bloedvaten.

Hoewel combinatietherapie bescherming van het slijmvlies van het endometrium biedt, komen er twee problemen bij voor. Bij sommige vrouwen kunnen onvoorspelbare bloedingen optreden, ongeveer zoals onverwacht ongesteld worden. Bij de helft van de vrouwen stopt de bloeding volledig en een enkeling heeft voortdurend bloedverlies. Een belangrijker probleem is echter dat progestagenen als bijwerking migraine kunnen veroorzaken. Sommige vrouwen die de therapie volgden, hadden zelfs dagelijks migraine.

Met al deze risico's schrijven Nederlandse artsen hormoonsubstitutietherapie niet voor bij de bestrijding van overgangsmigraine.

DOORGAAN MET MEDICIJNEN TEGEN MIGRAINE IN DE OVERGANG

Als u medicijnen tegen migraine gebruikt en in de overgang komt of als u in het verleden baat bij een bepaalde behandeling hebt gehad, voor u in de overgang kwam, zult u zich afvragen of u daarmee verder kunt gaan. Meestal is dat inderdaad mogelijk. Ik heb echter gemerkt dat bij sommige van mijn patiënten met hormonale migraine de behandelingen die in het verleden goed hielpen, in de overgang minder effectief waren.

Bovendien moet er met het ouder worden met andere dingen rekening worden gehouden. Vrouwen hebben na de overgang een grotere kans op een hartaandoening (de belangrijkste doodsoorzaak bij oudere vrouwen) dan vrouwen die menstrueren. Als u een hartaandoening hebt, mag u geen triptanen (zoals sumatriptan) en ergotaminen gebruiken. Dat komt doordat triptanen de bloedvaten naar het hart en de hersenen vernauwen, terwijl ergotaminen bovendien ook de bloedvaten in andere gebieden beïnvloeden. (Zie hoofdstuk 7 voor meer over medicijnen.) De prettige kant van ouder worden is echter dat het voorkomen van migraine afneemt.

HELPT HYSTERECTOMIE?

Bij volledige hysterectomie worden de baarmoeder, eierstokken en eileiders verwijderd, waardoor de menopauze intreedt. Bij een simpele hysterectomie wordt alleen de baarmoeder verwijderd. De verwijdering van de baarmoeder heeft geen invloed op de hormoonspiegels en zou dat ook niet op migraine moeten hebben, behalve dan dat u aangezien u niet meer ongesteld wordt, minder zicht hebt op de hormonale cyclus. Volledige hysterectomie kan de hoofdpijn echter verergeren, doordat het stijgen en dalen van de hormonen niet meer plaatsvindt. Als menstruele hoofdpijn in de overgang erger wordt, zou u kunnen denken dat hysterectomie het probleem kan oplossen. Dit is echter allesbehalve waar.

Uit onderzoek is gebleken dat migrainelijders die op natuurlijke wijze in de overgang komen, beter af zijn dan vrouwen bij wie de menopauze door een operatie is opgewekt. Bij een onderzoek uit 1993 werd bijvoorbeeld gevonden dat bij vrouwen met een natuurlijke overgang de migraine bij slechts 9 procent verergerde, bij 67 procent verminderde en bij 24 procent onveranderd bleef in hevigheid en frequentie. Bij de vrouwen die door volledige hysterectomie in de menopauze waren gekomen, verminderde de migraine bij slechts 33 procent, terwijl 67 procent meldde dat de migraine was verhevigd.

Als u echter om andere redenen hysterectomie moet ondergaan, mag migraine geen reden zijn om daarvan af te zien.

ALS U HYSTERECTOMIE HEBT ONDERGAAN

Veel vrouwen ondergaan hysterectomie voor ze in de menopauze of de overgang komen. Als alleen de baarmoeder wordt verwijderd, komt u nog in de menopauze. Aangezien u niet meer ongesteld wordt, zal het lastiger zijn om te bepalen wanneer de menopauze aanbreekt. Met bloedtests kunnen de hormoonspiegels worden bepaald.

Zonder baarmoeder hebt u geen progestagenen nodig en hoeft alleen oestrogeen te worden gebruikt, zoals ook geldt voor patiënten die de menopauze al achter de rug hebben.

Als u volledige hysterectomie hebt ondergaan, krijgt u waarschijnlijk hormoonsubstitutietherapie. Als de migraine niet op de normale behandeling reageert, kan aanpassing van de dosis oestrogeen wellicht helpen.

MIGRAINE EN DE OVERGANG

De overgang is geen gemakkelijke periode in het leven van de vrouw. Naast het teloorgaan van de vruchtbaarheid zijn er andere lichamelijke en psychische aspecten om rekening mee te houden. Aan migraine lijden kan deze periode nog zwaarder maken. De zonnige kant van het plaatje is echter dat men in de huidige tijd meer dan ooit open staat voor het bespreken van onderwerpen zoals overgang en migraine, die vroeger taboe waren. De vooruitstrevende generatie van babyboomers is veel gemakkelijker in het bespreken van medische zaken met vrienden, collega's, familie en artsen. Babyboomers zijn actiever in het zoeken van de best mogelijke zorg en hebben dus een grotere kans om verlichting van hun migraine te vinden.

Verder is de farmaceutische industrie de afgelopen tien jaar druk bezig geweest met het maken van snellere en effectievere medicijnen. We zullen deze nieuwe middelen, evenals de oude en beproefde medicijnen, in het volgende hoofdstuk uitgebreid bespreken.

HOOFDSTUK 7

MEDICIJNEN DIE HET VERSCHIL MAKEN

RECENTE VOORUITGANG

U denkt misschien dat u ieder mogelijk medicijn hebt geprobeerd, maar waarschijnlijk bestaan er nog veel waar u nog nooit van gehoord hebt. Er zijn meer medicijnen dan ooit voor de preventie en behandeling van migraine en er bestaan meer mogelijkheden van toediening, variërend van injecties die u u zelf thuis of op het werk kunt geven om snel verlichting te krijgen, snelwerkende neussprays of pleisters die het middel langzaam vrijgeven tot de oude vertrouwde pillen. Terwijl de medische wetenschap steeds meer van de fysiologie van migraine begrijpt, reageert de farmaceutische industrie met het in recordtempo ontwikkelen van nieuwe medicijnen.

Deze middelen hebben een revolutie in de behandeling van migraine veroorzaakt. Hoewel er nog niets is uitgevonden om de aanleg voor migraine geheel uit te schakelen, kunnen de beschikbare middelen de frequentie en de hevigheid van de hoofdpijn verminderen. De nieuwere medicijnen blokkeren niet alleen maar de pijn, maar doen de hele aanval overgaan, ook de misselijkheid en andere symptomen. In sommige gevallen maken medicijnen de patiënt pijnvrij en kan ze weer alle tijd aan zichzelf, haar gezin en haar werk besteden. Meer nieuwe medicijnen zijn in ontwikkeling en zullen in de komende jaren beschikbaar komen.

We zullen een overzicht van de medicijnen tegen migraine geven en goed de mogelijke bijwerkingen bekijken. Ik zal de wisselwerking met andere medicijnen bespreken en aangeven of u ze op de lange termijn kunt combineren. Als u en uw dokter een geschikt behandelingsplan hebben opgesteld, kunt u zo gelukkig zijn om in de gelederen te treden van degenen die vrijwel hoofdpijnvrij zijn.

Bij mijzelf zitten er met mijn medicatie van lisinopril maar liefst vier tot vijf maanden tussen de aanvallen. Vroeger had ik er één tot drie per maand.

VERGEEFS LIJDEN

Ondanks al deze nieuwe medicijnen gebruiken de meeste patiënten nog steeds de vrij verkrijgbare middeltjes tegen hun hoofdpijn. Hoewel deze kunnen helpen tegen een milde migraine, staan ze machteloos tegen de hevigere varianten. Bij de meeste migraineaanvallen bieden die niet voldoende verlichting.

Naar mijn mening mag u niet onnodig lijden als er medicijnen beschikbaar zijn die u op recept kunt krijgen. Met meer dan vijftig niet-narcotische middelen voor de behandeling en preventie van migraine, is het waarschijnlijk dat er één tussen zit die helpt. Deze farmaceutische doorbraak kan niet alleen de kwaliteit van leven verbeteren, maar kan ook positieve effecten op uw carrière hebben. Door de tijd waarin u bent uitgeschakeld te verminderen, kunt u met deze medicijnen een stabielere en bevredigendere werksituatie bereiken. Zoals ik mijn patiënten voorhoud, niemand heeft er wat aan als u pijn lijdt zonder dat dat nodig is.

BEHANDELING VAN EEN MIGRAINEAANVAL

Pijnstillers

Iedereen neemt wel eens af en toe een pijnstiller. Ze worden gekocht om in huis te hebben voor het geval iemand zich niet lekker voelt en ze worden tegen van alles geslikt, van buikpijn tot kiespijn. Een groot deel van de pijnstillers die zonder recept worden verkocht, wordt echter uiteindelijk gebruikt bij hoofdpijn.

Analgetica variëren in sterkte, van de paracetamolletjes die u bij de apotheek of drogist kunt kopen tot de sterke middelen die alleen op recept zijn te krijgen, waaronder narcotische middelen. Tot voor kort werden tegen een opkomende migraineaanval vooral zonder recept verkrijgbare pijnstillers gebruikt. Met de opkomst van nieuwe migrainespecifieke medicijnen is dat verminderd.

Eenvoudige pijnstillers
Eenvoudige pijnstillers zijn niet-narcotische pijnstillers zoals paracetamol en acetylsalicylzuur (aspirine) die kunnen helpen bij een lichte migraine.

Denk echter niet dat, omdat ze 'eenvoudig' worden genoemd, ze geen kwaad kunnen. Zelfs eenvoudige pijnstillers kunnen problemen veroorzaken en er mag nooit te veel van worden genomen. Te veel aspirine kan bijvoorbeeld microscopische bloedinkjes in de maag veroorzaken en daardoor een maagzweer verergeren of tot bloedarmoede leiden. Een te grote dosis paracetamol kan tot leverbeschadiging leiden. Jarenlang overmatig gebruik van beide middelen kan beschadiging van de nieren veroorzaken.

Gecombineerde pijnstillers
Gecombineerde pijnstillers zijn middelen die acetylsalicylzuur of paracetamol of beide bevatten in combinatie met andere ingrediënten. Dit zijn meestal stoffen die de werking van het hoofdbestanddeel moeten versterken of op zichzelf een pijnstillende of andere werking hebben. Enkele van de bijgemengde stoffen zijn cafeïne, vitamine C, fenylefrine, fenazon, propyfenazon, thiamine en kinine.

Deze middelen kunnen helpen bij een lichte tot matige migraine, maar mogen niet te vaak worden genomen. Bij geregeld gebruik is er niet alleen kans op schade aan organen, maar ook op hoofdpijn door medicijngebruik (rebound-hoofdpijn).

Neem deze medicijnen nooit preventief. Sommige migrainelijders zijn zo bang dat ze wel eens een aanval zouden kunnen krijgen, dat ze maar vast een pijnstiller nemen. Pijnstillers voorkomen de hoofdpijn echter niet, ze stillen alleen de pijn die er al is.

Narcotische pijnstillers

Soms worden narcotische pijnstillers gebruikt om hoofdpijn te bestrijden, maar dat gebeurt steeds minder vaak sinds de komst van de migrainespecifieke middelen. Middelen met narcotische pijnstillers bevatten vaak codeïne of andere opiaten.

Ik maak me er zorgen over dat sommige van de nieuwere medicijnen, die worden aangeprezen als niet-verslavend, ondanks dat het semi-synthetische opiaten zijn, bij mensen met aanleg daarvoor wel degelijk verslavend werken. Enkele voorbeelden zijn tramadol en butorfanol.

Voorbeelden van bijwerkingen van narcotische pijnstillers die tot de opiaten behoren, zijn:

- constipatie
- gebrek aan eetlust
- misselijkheid
- verdoving
- stemmingswisselingen
- nervositeit
- niet kunnen plassen
- jeuk of uitslag
- soms verergering van de hoofdpijn.

Ook al hebt u medicijnen genomen die opiaten bevatten zonder dat dat tot misbruik of verslaving leidde, kunnen er toch redenen zijn om ze niet langdurig te gebruiken.

De arts kan merken dat u vaker hoofdpijn krijgt, wat juist het gevolg van dit soort pijnstillers kan zijn. Als er bij u tekenen van nierproblemen zijn gevonden, is het gebruik van deze middelen eveneens af te raden. Zo zijn er diverse complicaties mogelijk bij gebruik van opiaten als pijnstiller.

Als narcotische pijnstillers langdurig worden gebruikt, stimuleren ze de hersenen om meer opiaatreceptoren te maken. Als daar meer van zijn, hebt u meer van het medicijn nodig om ze alle te bezetten en daarmee de pijn te stillen. Dit zet een vicieuze cirkel in gang waarbij u steeds meer van het middel nodig hebt. Verder kunnen narcotische pijnstillers op zichzelf hoofdpijn veroorzaken. Alles bij elkaar vormt dit voldoende reden voor de arts om narcotische pijnstillers slechts voor korte tijd voor te schrijven.

Er is geen twijfel over mogelijk dat narcotische pijnstillers in sommige situaties zeer nuttig zijn. Een voorbeeld is de vrouw bij wie de gewone medicijnen wel werken bij haar normale migraine, maar niet bij de migraine die ze krijgt als ze ongesteld is. Bij deze maandelijkse migraine zouden narcotische pijnstillers op hun plaats kunnen zijn.

Als u echter de nieuwere migrainespecifieke medicijnen nog niet hebt geprobeerd, houd de ontwikkelingen op dit gebied dan in de gaten. Ze kunnen bij u veel beter werken dan de narcotische pijnstillers.

Niet-steroïdale ontstekingsremmers

Steroïden worden slechts beperkt toegepast in de bestrijding van migraine vanwege hun ingewikkelde en mogelijk ernstige bijwerkingen. Niet-steroïdale ontstekingsremmers (non-steroidal anti-inflammatory drugs of nsaid's) hebben echter veel minder bijwerkingen en zijn veel veiliger.

Enkele bekende nsaid's zijn zonder recept verkrijgbaar, zoals ibuprofen, ketoprofen en naproxen. Verder zijn er nsaid's die alleen op recept worden verstrekt en die nuttig kunnen zijn bij de behandeling van lichte tot matige migraine, als adjunctief middel (dat samen met een ander medicijn wordt gegeven) of op zichzelf. Bij één onderzoek kon met flurbiprofen 30 procent van de migraineaanvallen worden onderdrukt. Naproxen is eveneens effectief.

Niet-steroïdale ontstekingsremmers zijn vooral geschikt bij hoofdpijn van het gemengde type, die kenmerken van zowel migraine als spanningshoofdpijn heeft. Het nadeel is echter dat, zoals sommige deskundigen menen, nsaid's zelf ook hoofdpijn kunnen veroorzaken. Dit schijnt echter minder vaak voor te komen dan bij andere pijnstillers.

Soms kan een migraineaanval worden onderdrukt door een hoge dosis nsaid's of een middel tegen misselijkheid. Uit onderzoek is gebleken dat naproxen of flurbiprofen bij het begin van de aanval kunnen helpen. De combinatie van aspirine en metoclopramide, een middel tegen misselijkheid, blijkt bij sommige vrouwen aanvallen eveneens te kunnen stoppen.

Ergotaminen

Ergotaminen werden in 1926 geïntroduceerd ter behandeling van migraine. Deze stoffen worden gemaakt uit de schimmel *Claviceps purpurea* of moederkoren, die op rogge groeit. Dit is een van de oudste middelen tegen migraine dat nog in gebruik is. Ergotaminen kunnen oraal, rectaal, nasaal of in de vorm van een injectie worden toegediend. Ergotamine en dihydro-ergotamine worden wel gecombineerd met stoffen als cafeïne, maar ook met stoffen die de alertheid verminderen.

Ergotaminen veroorzaken vaak misselijkheid, maar zijn vaak effectief in het afbreken van een migraineaanval. Dihydro-ergotamine, dat als neusspray of injectie kan worden toegediend, werkt snel en geeft wat minder kans op misselijkheid.

Zwangere vrouwen mogen geen ergotaminen gebruiken, want deze hebben een vaatvernauwende werking en kunnen de bloedtoevoer naar de placenta belemmeren. Daarmee kan de ontwikkeling van de foetus worden geschaad.

Een nieuwe categorie: de triptanen

De triptanen zijn een interessante groep relatief nieuwe middelen voor de behandeling van migraine. Nederland was het eerste land waar sumatriptan begin jaren negentig werd geïntroduceerd. Het werkt het beste als het wordt geïnjecteerd en werd enthousiast ontvangen. De huidige omzet over de hele wereld wordt geschat op zo'n 100 miljard euro. Andere triptanen zijn naratriptan, eletriptan, zolmitriptan, rizatriptan en almotriptan.

'Sumatriptan werkt prima,' zei Diana, 54, die al sinds ze tien was aan migraine lijdt. 'Ik kan nu eindelijk weer functioneren. De pijn verdwijnt vaak al binnen vijftien minuten.'

Pat, 40, die aan migraine lijdt sinds ze negen was, zei: 'Ik heb heel zware migraine. Op de schaal van een tot tien krijgen mijn aanvallen een negen of tien of ze vliegen van de schaal af. Met sumatriptan zit de pijn op het niveau van drie tot vijf. Dat valt te behappen. De afgelopen jaar heeft sumatriptan al mijn aanvallen verlicht, op één heel zware na.'

Een belangrijk voordeel van de triptanen is dat ze snel werken. Onderzoek naar de effectiviteit van sumatriptan liet een verlichting zien van ongeveer 71 procent van de hoofdpijn op het vierde uur van de aanval, waarbij verlichting wil zeggen 'milde pijn tot geen pijn'. Met een injectie van sumatriptan ervoer 70 procent van de patiënten verlichting na 60 minuten en 49 procent had geen pijn meer. Bij onderzoek aan rizatriptan trad 37 procent verlichting na één uur en 67 procent na twee uur op. Bij zolmitriptan was dit 62-65 procent na twee uur, waarbij 27 procent helemaal geen pijn meer had.

Een belangrijk probleem met veel medicijnen tegen hoofdpijn, ook de triptanen, is dat de hoofdpijn terugkomt als het medicijn is uitgewerkt. Uit onderzoek aan naratriptan bleek dat bij 81 procent van degenen die op het middel reageerden de hoofdpijn binnen 24 uur niet meer terugkwam. Er is echter een nadeel: naratriptan werkt minder snel dan de andere triptanen. Onderzoek aan zolmitriptan en sumatriptan heeft laten zien dat ze werken bij de behandeling van hormonale migraine.

Medicijnen tegen migraine zijn geen pijnstillers
Het unieke van de triptanen is dat ze specifiek tegen migraine werken. Het zijn geen pijnstillers en ze doen niets tegen de pijn in andere delen van het lichaam. Pijnstillers werken tegen alle pijn, waar die ook zit.

Triptanen werken tegen alle symptomen van migraine, zoals misselijkheid en gevoeligheid voor fel licht en hard geluid. Ze beïnvloeden de wand van de bloedvaten in de hersenen en werken mogelijk ook binnen de hersenen zelf op een bepaald type serotoninereceptor. Onderzoekers vermoeden dat ze de activiteit van de neurotransmitters verminderen en de migraine 'uit zetten'.

In tegenstelling tot ergotamine, isomethepteen en paracetamol, die moeten worden genomen aan het begin van de hoofdpijn, kunnen triptanen ook later tijdens de aanval worden genomen.

Verschillende soorten triptanen
Triptanen kunnen op verschillende manieren worden ingenomen. Sumatriptan is verkrijgbaar als tablet, zetpil, neusspray en in injecteerbare vorm voor een onderhuidse injectie. (Het toedienen van zo'n injectie is minder moeilijk te leren dan een van een injectie tussen de spieren en veel patiënten kunnen het zelf.)

Rizatriptan is verkrijg als tablet en in combinatie met een middel tegen misselijkheid.

Zolmitriptan is verkrijgbaar in tabletvorm en als zetpil.

De triptanen zijn geschikt voor migrainepatiënten die andere medicijnen niet kunnen verdragen of bij wie ze niet werken. Als het ene triptaan niet werkt, doet het andere dat misschien wel. Ook kan bij u de ene soort sneller werken dan de andere. Samen met uw arts kunt u uitzoeken welke soort voor u het beste is.

Bijwerkingen van triptanen
Zoals alle medicijnen hebben triptanen bijwerkingen. De meest voorkomende zijn:

- blozen in het gelaat of aan de keel
- brandend gevoel in hoofd, keel of borst
- druk op de borst, die soms pijnlijk is
- tintelingen in het gezicht
- druk in het hoofd.

Deze bijwerkingen treden meer op bij de geïnjecteerde vorm dan bij de tabletten. Verergering van de misselijkheid kan bij alle triptanen optreden, maar dat komt niet vaak voor. Aan de neusspray kunt u een bittere nasmaak overhouden.

Niet iedereen kan triptanen nemen. Doordat ze de bloedvaten wel 10 procent vernauwen, mogen ze niet worden gebruikt door degenen met een hartaandoening, perifere vaatziekten, onbehandelbare hoge bloeddruk en degenen met de zeldzame basilaire migraine en hemiplegische migraine.

Nog enkele waarschuwende woorden: triptanen mogen niet worden genomen als u een mao-remmer gebruikt. (Mao-remmers zijn een groep medicijnen die werken door een gecompliceerde reeks reacties in de hersenen. Hiertoe behoren fenelzine en isocarboxazide. Deze middelen kunnen ernstige bijwerkingen hebben, zoals een fatale hoge bloeddruk.) Bovendien zijn triptanen en ergotaminen beide vaatvernauwende middelen en mogen ze niet tezamen worden genomen. Er moet zelfs een periode van 24 uur zitten tussen het gebruik van beide middelen. Als u ook propanolol gebruikt, mag rizatriptan alleen in een lage dosis worden genomen.

Triptanen zijn niet het wondermiddel voor iedereen. Ze werken niet altijd beter dan andere middelen en kunnen ernstige bijwerkingen hebben. Jennifer, 38, die al sinds de puberteit migraine heeft, vertelde me: 'Voor veel mensen zijn die nieuwe medicijn prima, maar bij mij werkt er geen een. Door al die publiciteit komt je er wel veel over te weten, maar aan de andere kant heeft het publiek weinig consideratie met degenen die er geen positieve resultaten mee behalen. We worden vaak behandeld alsof er psychisch wel iets scheef met ons zal zitten als die nieuwe middelen niet werken.' Mijn advies voor mensen zoals Jennifer is samen met de dokter na te gaan of er medicijnen zijn die ze nog niet hebben overwogen en die een kans te geven.

Kosten van triptanen
Triptanen werden enige tijd niet door de verzekering vergoed. Omdat ze echter bijzonder duur zijn, zijn ze na hevige protesten van de patiëntenvereniging weer in de ziekenfonds- en verzekeringspakketten opgenomen.

Preventieve medicijnen

Bij de meeste patiënten treedt migraine een- of tweemaal per maand op. Als de migraine reageert op behandeling die gericht is op het onderdrukken van een optredende aanval, is er geen verdere medicatie nodig. Bij sommige vrouwen treedt de hoofdpijn vaker op of is hij zeer hevig. In deze gevallen kan een dagelijks te nemen medicijn ter preventie nuttig zijn. Soms is het mogelijk de aanvallen geheel te onderdrukken, maar meestal kan het aantal of de hevigheid

van de aanvallen of beide alleen maar worden verminderd.
Preventieve medicijnen worden vaak gekozen op basis van uw algehele gezondheid. Als u bijvoorbeeld hoge bloeddruk hebt, kunt u een middel voorgeschreven krijgen dat niet alleen preventief is tegen migraine, maar ook de hoge bloeddruk tegengaat, zoals een bètablokker.

Bètablokkers
Propanolol was een van de eerste bètablokkers die ter preventie van migraine werden toegepast. Onderzoekers vermoeden dat ze in de hersenen zelf werken, waarschijnlijk op de catecholaminen (bepaalde neurotransmitters).
Er zijn veel bètablokkers, waarvan vele niet tegen migraine werken. De volgende doen dat wel: metoprolol, nadolol, timolol, atenolol en propanolol.
Bètablokkers kunnen de mate waarin men tegen inspanning kan, beperken doordat ze de hartslag vertragen. Andere bijwerkingen kunnen vermoeidheid, depressiviteit, duizeligheid, slaapstoornissen en abnormale dromen zijn. Degenen met astma, emfyseem, hartinfarct, geleidingsdefecten in het hart en perifere vaatziekten mogen geen bètablokkers gebruiken. Dat geldt ook voor veel diabetici. Raadpleeg hierover uw arts.
Wat te doen als uw bloeddruk al aan de lage kant is? Zal die door een bètablokker nog lager worden? Dat kan, maar dat hoeft geen probleem te zijn. U kunt zich wat licht in het hoofd voelen of misschien hebt u er helemaal geen last van. Weeg deze bijwerking af tegen de werkzaamheid tegen de migraine. Bedenk ook dat als de ene bètablokker niet werkt, de andere dat misschien wel doet.

Calciumkanaalblokkers
Een ander type medicijn tegen hoge bloeddruk dat ook ter preventie van migraine wordt gebruikt, zijn de calciumkanaalblokkers. Deze stoffen beïnvloeden niet de calciumspiegel in het lichaam. Ze werken namelijk specifiek op de

kanalen in de cellen van de wanden van de bloedvaten en belemmeren de toegang van calcium tot de cel. Bij sommige migrainepatiënten bestaat een afwijking van de calciumkanalen.

Er zijn verschillende soorten calciumkanalen, die verschillende functies hebben. Men is er vrij zeker van dat calciumkanaalblokkers migraine voorkomen in de hersenen en niets doen met de calciumkanalen in de perifere bloedvaten.

Tot de calciumkanaalblokkers behoren verapamil, diltiazem, nicardipine en nifedipine. Het laatste veroorzaakt bij 40 procent van de gebruikers hoofdpijn en wordt door migrainelijders niet veel meer genomen.

Calciumkanaalblokkers worden redelijk goed verdragen. Algemene bijwerkingen zijn constipatie, opzetten van de enkels, misselijkheid, lichte hoofdpijn, duizeligheid en lage bloeddruk. Sommige vrouwen worden zwaarder. Calciumkanaalblokkers mogen niet worden gebruikt als u hartritmestoornissen hebt, zoals bradycardie of sick sinus syndrome, en ook niet als u al een bètablokker gebruikt. Veiligheid bij zwangerschap en lactatie zijn niet onderzocht.

Een nadeel van de calciumkanaalblokkers is de tijd. Het kan wel acht weken duren eer ze geheel werkzaam zijn, terwijl de meeste andere preventieve medicijnen twee tot zes weken nodig hebben.

Clonidine
Clonidine is een ander bloeddrukverlagend medicijn dat ook ter preventie van migraine wordt voorgeschreven. Het werkt op de hersenen en wordt verder gebruikt ter behandeling van verschillende andere chronische pijnsyndromen. Clonidine kan suffigheid, duizeligheid, depressiviteit en nervositeit veroorzaken.

Tricyclische antidepressiva
Tricyclische antidepressiva worden gebruikt ter preventie van migraine en andere chronische ziekten. Als uw arts een tricyclisch antidepressivum voorschrijft, wil dat nog niet zeggen dat hij denkt dat u aan depressiviteit lijdt.

Deze medicijnen werken op het noradrenaline in de hersenen. Alleen van amitriptyline is gebleken dat het meestal goed werkt ter preventie van migraine. Ook nortriptyline en doxepine blijken vaak effectief te zijn.

Amitriptyline heeft meer serotonineactiviteit dan de andere antidepressiva. Van deze drie werkt doxepine het meest verdovend en nortriptyline het minst. Tot de overige bijwerkingen behoren constipatie, gewichtstoename, droge mond en misselijkheid.

Heather, 35, werd ongeveer iedere week geplaagd door zware migraine, die meestal een dag of twee duurde. Ze werd vaak 's nachts wakker met een kloppende pijn en misselijkheid, waardoor het lastig of onmogelijk was nog een pil ertegen in te nemen. Sinds ze is begonnen met een nachtelijke preventieve dosis van 25 mg amitriptyline, heeft Heather nog maar een of twee keer lichte hoofdpijn per maand, zonder misselijk te worden. Tegen deze resterende hoofdpijn neemt ze naproxen.

Tricyclische antidepressiva mogen niet worden genomen als u bepaalde hartritmestoornissen hebt en ook ouderen moeten ze met voorzichtigheid gebruiken. Deze medicijnen verlagen ook de drempel voor beroerten en mogen aan degenen met epilepsie alleen worden voorgeschreven als deze ziekte onder de duim wordt gehouden.

Serotonin selective reuptake inhibitors (ssri's)
Een andere groep antidepressiva, de ssri's, kunnen eveneens worden ingezet om migraine te bestrijden. Een bekende is fluoxetine (Prozac), andere vertegenwoordigers zijn sertraline en paroxetine. Deze middelen werken voornamelijk op de 5HT2-receptor, die niet belangrijk is bij acute migraine.

Er zijn gemengde resultaten behaald bij het onderzoek naar de werkzaamheid van ssri's tegen migraine.

Venlafaxine, een andere ssri, is ook enigszins werkzaam gebleken. Dit middel werkt op serotonine en noradrenaline. Ook nefazodon is gebruikt om migraine te voorkomen.

Colleen, 39, een patiënt bij wie de diagnose migraine werd gesteld toen ze 29 was, zei: 'Ik reageer niet goed op de medicijnen die de aanval afbreken, maar de nieuwe antidepressiva werken geweldig. De overgang van nortriptyline naar nefazodon was opzienbarend. Vorig jaar had ik van januari tot half april 45 migraineaanvallen. Dit jaar had ik er met nefazodon nog maar achttien.'

Veel hoofdpijndeskundigen menen dat de ssri's vooral goed werken tegen migraine als de patiënt tevens depressief is.

Tot de bijwerkingen behoren misselijkheid, lichte hoofdpijn, sufheid, verandering van de slaapcyclus, verminderde zin in vrijen en problemen een orgasme te bereiken.

Methysergide

Methysergide is al een oud middel en wordt nog steeds gebruikt, hoewel minder vaak, doordat er zo veel betere mogelijkheden zijn. Het wordt voornamelijk voorgeschreven als andere middelen niet helpen. Door de ernstige bijwerkingen die methysergide kan hebben, namelijk de vorming van bindweefsel rond de nieren, in de hartkleppen of in de longen, mag het middel niet langer dan drie maanden worden voorgeschreven, gevolgd door een pauze van een maand. Als het langer moet worden gebruikt, kan de patiënt iedere zes tot twaalf maanden worden gecontroleerd met een mri-scan. Andere bijwerkingen zijn misselijkheid, duizeligheid, spierkrampen, slaperigheid, gewichtstoename, blozen, neusverstopping, slapeloosheid en pijn in of zwelling van de ledematen.

Methysergide mag niet worden genomen als u een aandoening van de bloedvaten, een hartaandoening of een maagzweer hebt of als u zwanger bent. Ook bij hoge bloeddruk die met medicijnen niet goed te beheersen is of als u een erfelijke aanleg voor verbindweefseling van de organen of weefsels hebt, kan het middel beter niet worden genomen.

Hoewel dit allemaal heel vervelend klinkt, kan methysergide nuttig zijn voor verlichting van de pijn bij chronische patiënten die geen baat hebben gehad bij andere medicijnen. Ondanks de risico's is het zeer effectief. Zolang het op de juiste wijze wordt voorgeschreven en de patiënt zorgvuldig wordt gecontroleerd, kan het veilig zijn.

Triptanen mogen niet worden gebruikt in combinatie met methysergide. Ergotaminen kunnen worden gebruikt om een aanval te onderdrukken, maar omdat beide middelen vaatvernauwend zijn, wordt aangeraden de halve dosis te nemen.

Niet-steroïdale ontstekingsremmers (nsaid's) ter preventie
In het begin van dit hoofdstuk hebben we het onderdrukken van een migraineaanval met nsaid's besproken. Sommige hoofdpijnonderzoekers zijn van mening dat ze ook werken bij de preventie. Naproxen en tolfenamine komen hiervoor in aanmerking. Ketoprofen, mefenaminezuur en fenoprofen kunnen van nut zijn, hoewel de onderzoeksresultaten variëren.

Tot de bijwerkingen van deze medicijnen behoren diarree, darmbezwaren en erosieve gastritis, wat maagbloeding en bloedarmoede kan veroorzaken. Deze medicijnen mogen niet worden gebruikt als u een nier- of leveraandoening of een maagzweer hebt, of als u allergisch bent voor aspirine of als u antistollingsmiddelen gebruikt. Het gebruik van nsaid's tijdens de zwangerschap is af te raden; er is gebleken dat ze de kans op een miskraam met 80 procent vergroten.

Spierontspanners

Als u meer dan één soort hoofdpijn hebt, kan het moeilijk zijn om te weten of een opkomende hoofdpijn inderdaad migraine is of een ander type hoofdpijn. U kunt zelfs het gevoel hebben twee hoofdpijnen tegelijk te krijgen. Als u een stijve nek bij de hoofdpijn krijgt, kan naast de andere medicijnen een spierontspanner worden voorgeschreven.

Tot de spierontspanners behoren onder andere baclofen, diazepam, mefenoxalon, orfenadrine en tizanidine. De meeste werken verdovend. Sommige lijken na een paar weken van dagelijks gebruik in werkzaamheid af te nemen.

MEER IS ER NIET

Als de beschrijving van de medicijnen en hun bijwerkingen u doen twijfelen of u er wel aan moet beginnen, bedenk dan dat de meeste medicijnen niet bij iedereen bijwerkingen veroorzaken. Zelden zult u alle bijwerkingen ervaren die in theorie mogelijk zijn. In de meeste gevallen treden er helemaal geen bijwerkingen op.

Als u al veel van deze medicijnen hebt geprobeerd en geen ervan lijkt te werken of als u uit principe een niet-medicamenteuze behandelingsmethode wilt, lees dan het volgende hoofdstuk. Hierin zal ik minder traditionele manieren beschrijven om migraine te overleven en te overwinnen.

HOOFDSTUK 8

NIET-MEDICAMENTEUZE GENEESWIJZEN

Misschien hebt u voor de eerste keer migraine en wilt u voor u op een regiem van medicijnen overgaat alles doen om de pijn te bestrijden met lichaamsbeweging, verandering van leefwijze en alternatieve behandelingen. Misschien bent u zwanger en zoekt u een natuurlijke methode om uw ongeboren kind niet te schaden. Misschien wilt u de alternatieven verkennen om uw afhankelijkheid van zware medicijnen te verminderen.

Wat ook uw motivatie is, in dit hoofdstuk bespreek ik niet-medicamenteuze en alternatieve methoden die de migraine kunnen voorkomen, of die hem beheersbaar kunnen maken. Ik zal het over de algemeen geaccepteerde vormen hebben, zoals massage, fysiotherapie en ouderwetse lichaamsbeweging, die de migraine kunnen bestrijden en uw algehele conditie verbeteren. Ook bespreek ik minder beproefde behandelingsmethoden zoals chiropraxie, acupunctuur, hypnose en aromatherapie, en kruiden en vitaminesupplementen. Sommige van deze benaderingen kunnen voor u de snelste weg naar verlichting betekenen of ze kunnen andere behandelingen aanvullen.

Bedenk dat net als bij medicijnen niet iedere alternatieve methode voor iedereen geschikt is. Overleg met uw dokter voor u ze probeert. Als u besluit aan een van deze alternatieven te beginnen, meld dit dan aan uw dokter, zodat hij er rekening mee kan houden bij de verdere behandeling.

Artsen zoals ikzelf hebben bepaalde alternatieve methode slechts schoorvoetend geaccepteerd, en met goede redenen. Veel van deze methoden of de gebruikte stoffen kunnen moeilijk worden aanbevolen, omdat ze niet uitgebreid wetenschappelijk zijn getest en veilig en werkzaam zijn verklaard. Hoewel ik u op het hart druk voorzichtig te zijn en niet meteen alle optimistische claims te geloven voor u zich goed hebt geïnformeerd, verwerp ik zeker niet alle alternatieve methoden. Hoewel er naar de meeste ervan meer onderzoek moet worden gedaan, ben ik de eerste om te zeggen dat een combinatie van medicijnen, verandering van leefwijze en alternatieve methoden betere resultaten kan opleveren dan medicijnen alleen.

MIGRAINE ONDER HANDEN NEMEN

Er zijn verschillende fysieke methoden die bij de strijd tegen migraine kunnen helpen. De bekendste en meest geaccepteerde methode is massage, waarbij de spieren van de nek, bovenrug en vaak het hele lichaam onder handen worden genomen om ze te ontspannen en de bloedsomloop te verbeteren. Fysiotherapie, waarbij de therapeut u een reeks versterkende oefeningen en methoden voor spierontspanning geeft, is eveneens een techniek die nuttig kan zijn. Andere vormen van lichaamsbehandeling zijn chiropraxie en osteopatie.

Massage

Massage kan heilzaam zijn bij een aanval, omdat hierbij abnormale spierspanningen worden verlicht en de spiersamentrekkingen worden verminderd die bijdragen tot gemengde hoofdpijn (de hoofdpijn die kenmerken van migraine en spanningshoofdpijn heeft). Bovendien is bewezen dat massage de serotoninespiegel van zowel degene die wordt gemasseerd als van de masseur verhoogt, wat zeer goed tegen stress is. Uit mijn werk met mijn patiënten is me gebleken dat er zonder twijfel een verband is tussen stress en migraine. De stress in uw leven verminderen, kan de frequentie en de hevigheid van de migraine doen afnemen.

Fysiotherapie

Fysiotherapeuten hebben een uitgebreide kennis van de spieren en het skelet. Fysiotherapie omvat een combinatie van massage, oefeningen en de toepassing van warmte of kou om gewrichten en weefsels te mobiliseren. Hiermee kan een abnormale lichaamshouding van de patiënt worden hersteld of een ongezond patroon van spierspanning worden aangepakt, die tot de migraine bijdragen. De geboekte vooruitgang kan worden vastgehouden met oefeningen en massage. Fysiotherapie wordt gedeeltelijk door de verzekering gedekt.

Fysiotherapie kan helpen als massage alleen niet helpt. Hoewel fysiotherapie vaak wordt voorgeschreven bij zwangerschap, wanneer medicijngebruik moet worden beperkt, vind ik dat ze vaker zou moeten worden ingezet bij migraine. Als ik fysiotherapie voorschrijf, begin ik met tweemaal per week een sessie van een uur, gedurende vier weken. Na de eerste behandelingen zult u misschien spierpijn hebben, net als wanneer u spieren gebruikt die lange tijd werkeloos zijn geweest. Geef het echter niet op; fysiotherapie kan veel baat geven bij migraine.

Chiropraxie

Verschillende onderzoeken hebben laten zien dat chiropraxie goed kan zijn voor hoofdpijn die zijn oorsprong in de nek heeft. De chiropraxie gaat ervan uit dat gezondheidsklachten ontstaan in de wervels en door manipulatie van die wervels kunnen worden opgeheven. Hoewel er weinig onderzoek is gedaan naar de werkzaamheid van chiropraxie bij migraine, zweren sommige migrainelijders erbij. Hoewel een chiropracter in zeldzame gevallen een aanval direct tot stilstand kan brengen, is het niet waarschijnlijk dat de methode preventief werkt en de frequentie en hevigheid van aanvallen vermindert (tenzij de chiropracter een combinatie van massage en manipulatie aanbiedt). Het voor de hand liggende probleem met chiropraxie is dat het niet mogelijk is een afspraak te regelen die valt op het moment van de migraineaanval, terwijl het beter is om zo vroeg mogelijk in te grijpen.

Patty, 43, wilde geen preventieve medicijnen meer nemen, omdat ze bij verschillende middelen last van bijwerkingen had gehad. Bij een onderzoek bleek dat haar nekspieren zeer gespannen waren en ze ging naar een chiropracter die ervaring had met het behandelen van hoofdpijn. Patty heeft nog steeds hoofdpijn, maar nu nog maar tweemaal per maand in plaats van iedere week, en een combinatie van pijnstillers werkt daar goed tegen.

Een goede chiropracter zal een grondig onderzoek uitvoeren voor hij aan de slag gaat. U moet weten dat zich zeldzame gevallen van een beroerte hebben voorgedaan na manipulatie van de nek door een chiropracter, fysiotherapeut of andere behandelaar. Dit gebeurde als de nek werd overstrekt of achterover werd gebogen. Voorbijgaande nawerkingen van een chiropractische behandeling, zoals misselijkheid, roodheid van de huid, gevoeligheid en vermoeidheid, komen veel voor. Bij één onderzoek bleek dat hoofdpijn 10 procent van deze nawerkingen uitmaakte. Dit gebeurt natuurlijk niet bij iedereen en deze effecten duren meestal maar een paar uur.

Osteopathie

Anders dan chiropracters houden osteopathen zich ook met andere delen van het spierstelsel en het skelet bezig. Bij osteopathie worden botten en gewrichten op hun juiste plaats gezet, wat soms kan helpen bij de behandeling van hoofdpijn. Hoewel er geen grondig onderzoek bekend is waarin verlichting van migraine is aangetoond na osteopathie, zijn sommige migrainelijders zeer tevreden over deze vorm van behandeling.

Biofeedback

Biofeedback is een proces waarin u kunt leren lichamelijke omstandigheden, zoals temperatuur en bloedsomloop, te beheersen door lichaamsreacties op een computer of een speciale oscilloscoop te visualiseren. Hoewel niemand precies weet hoe dit werkt, kan het helpen de frequentie van migraine te verminderen. Biofeedback wordt toegepast door genezers die daar een opleiding in hebben gevolgd. De eerste paar behandelingen duren gewoonlijk een uur.

Biofeedback werd oorspronkelijk ontwikkeld om mensen te helpen hun skeletspieren te beheersen, waardoor ze hun vingers, tenen, armen, benen enzovoort weer konden bewegen. Er zijn drie soorten biofeedback die tegen migraine helpen:

1. *Temporele arteriële biofeedback* leert u de bloedstroom door de slagaders in de hoofdhuid te verminderen, waardoor de hevigheid en de duur van de migraine vermindert. Deze techniek wordt geleerd in de praktijk van de genezer, maar de patiënten kunnen later thuis oefenen.
2. *Thermale biofeedback* is gemakkelijker en wordt daarom meer toegepast. De bedoeling is de temperatuur van een deel van het lichaam te veranderen door de bloedstroom

ernaartoe te veranderen. U wordt bijvoorbeeld geleerd uw handen warmer te maken om bloed uit het hoofd te onttrekken. Thermale biofeedback wordt op de praktijk van de genezer geleerd en kan ten slotte thuis worden beoefend, hoewel u af en toe moet terugkomen om te controleren of u de oefeningen goed doet.
3. *Elektromyografische biofeedback* werd oorspronkelijk ontwikkeld om spanningshoofdpijnen te bestrijden. Elektromyografische biofeedback wordt beoefend op de praktijk van de genezer. Op verschillende delen van het lichaam bevestigde elektroden meten de lichaamstemperatuur of de spierspanning; de resultaten zijn te zien op een computerscherm of een oscilloscoop. Het doel is de lichaamstemperatuur te verlagen of de spieren te ontspannen door de temperatuur of de spierspanning op het beeldscherm te laten zien. De patiënt concentreert zich op het veranderen van het patroon, een techniek die gemakkelijker te leren is dan het opwarmen van de handen om de bloedstroom in de slaapslagaders te veranderen.

Hoewel biofeedback zich niet leent voor een groot dubbelblind placebogecontroleerd onderzoek, lijkt deze methode toch resultaat op te leveren vergeleken met niet-behandelen.

Acupunctuur

Hoewel de meeste mensen het geen prettig idee vinden dat er naalden in hun lichaam worden gestoken, zouden veel migrainelijders graag voor menselijk speldenkussen willen spelen als dat hun hoofdpijn verdreef. Acupunctuur, de oude Chinese praktijk van het inbrengen van naalden op bepaalde plaatsen van het lichaam om pijn te verlichten of ziekte te bestrijden, heeft in het Westen aanzienlijke populariteit verworven.

Pogingen om deze oosterse geneeswijze te begrijpen, die meer dan 3000 jaar oud is, uit de tijd dat de fysiologie en anatomie nog niet wetenschappelijk werden bestudeerd, zijn tot op heden mislukt. Een Amerikaanse commissie van deskundigen concludeerde dat acupunctuur resultaten boekt die er goed uitzien, maar moeilijk te onderzoeken zijn, omdat het niet zo eenvoudig is een placebo te bedenken voor het steken van naalden in de patiënt. Sommigen vinden dat acupunctuur het niet beter doet dan zo'n placebo. Betrouwbare onderzoeken hebben evenwel laten zien dat het slagingspercentage van een behandeling met acupunctuur wel 75 procent bedroeg, wat veel hoger is dan de 35 procent die gemeten werd bij placebogecontroleerd onderzoek.

Omdat acupunctuur sommige mensen met artritis, onvruchtbaarheid en migraine schijnt te helpen, veronderstellen veel westerse wetenschappers dat de vorming van neurotransmitters als endorfinen en enkefalinen (natuurlijke morfineachtige stoffen die de pijn blokkeren) en adrenocorticotroop hormoon (ACTH) erdoor wordt bevorderd. Andere onderzoekers hebben geopperd dat serotonine de actieve component van de pijnverlichting bij acupunctuur is.

Complicaties van acupunctuur, zoals het aanboren van een bloedvat of zenuw, komen weinig voor, maar zijn niet uitgesloten. Bovendien kan het inbrengen van de naalden pijn doen en soms voelt de patiënt zich na de behandeling licht in het hoofd.

ONTSPANNING

Methoden die de ontspanning van bepaalde spieren bewerkstelligen, kunnen effectief zijn bij het verminderen van de pijn bij migraine of de frequentie van de aanvallen.

Ontspanningstherapie

Ontspanningstherapie wordt veel toegepast bij de behandeling van hoofdpijn. Hierbij begeleidt de therapeut of een geluidsbandje u bij het proces van het ontspannen van grote spiergroepen van uw lichaam. U moet bijvoorbeeld eerst de rechterhand ontspannen ('Uw rechterhand wordt zwaar'), vervolgens de linker, dan de rechterarm en daarna de linker, tot u helemaal ontspannen bent.

Afgezien van een bandrecorder hebt u voor deze techniek niets nodig. Een begeleide oefensessie duurt meestal een half uur en bandjes met instructies zijn her en der verkrijgbaar. Deze oefeningen verminderen bij sommige vrouwen het aantal en de hevigheid van de hoofdpijn. 'Ik ben wat je noemt een nerveus type,' bekent mijn patiënt Debbie Jo, 37. 'Maar toen ik me leerde ontspannen, hielp dat enorm tegen de hoofdpijn. Als ik nu migraine voel opkomen, ga ik eerst ontspanningsoefeningen doen. De helft van het aantal keren helpt dat.'

Hypnose

Hoewel migrainelijders wel eens de hulp van een hypnotherapeut inroepen, is de vorm van hypnose die bij pijnbestrijding wordt toegepast meestal zelfhypnose. U kunt deze techniek van een cassettebandje of cd leren of door de instructies van een bekwame hypnotherapeut. De gedachtegang is simpel: u leert in een lichte trancetoestand te komen waarin u uzelf zegt geen pijn te voelen. Hoe het komt dat deze geestelijke toestand soms de pijn kan blokkeren, is nog niet duidelijk. Het kan gewoon de diepe ontspanning zijn, maar wellicht treden er neurochemische veranderingen op die we nog niet hebben ontdekt.

Wat de wetenschappelijke verklaring ook moge zijn, hypnose kan helpen als alles gefaald heeft. Ik heb gezien dat het werkte bij patiënten die onbehandelbaar leken. Arden, 44, is zo'n geval. Ze had vreselijke hoofdpijnen en zelfs injecties met een sterk middel hielpen niet. Ze had ieder verkrijgbaar medicijn geprobeerd, maar niets hielp. Hoewel ze niet had gereageerd op een injectie met sumatriptan die ik haar eerder die dag had gegeven, verdween de pijn bij haar eerste hypnosesessie.

De daaropvolgende gesprekstherapie hielp ook. Tijdens deze sessies kon ze het feit onder ogen zien dat ze misbruikt werd. Toen ze hier een eind aan maakte, traden de migraineaanvallen nog maar sporadisch op. 'Het is verbazingwekkend hoe hypnose mijn leven heeft veranderd, de kwaliteit van mijn leven is enorm verbeterd,' vertelde Arden me later. Na verschillende sessies bij de hypnotherapeut leerde ze zelfhypnose. Als ze nu migraine voelt opkomen, hypnotiseert ze zichzelf.

Hoewel Ardens geval dramatischer is dan dat van de meesten, wilt u de hypnosemethode misschien toch proberen en kan ze enige verlichting geven.

Meditatie en geleide visualisatie

Sommige migrainelijders melden verlichting van de pijn door meditatie, een techniek waarin u de geest vrijmaakt van gedachten en geestelijke rommel. Veel mediteerders ontwikkelen in hun geest een specifieke plaats, een persoonlijke gewijde plek, die vreedzaamheid vertegenwoordigt, zoals een speciale bergtop, een strand, een meer of een andere plek die ze 'bezoeken' tijdens het mediteren.

Jane, 45, een migrainepatiënt die meditatie gebruikt om haar hoofdpijn te beheersen, 'bezoekt' vrijwel altijd haar favoriete kasteel in de Alpen. Er hangt een poster met de Matterhorn in haar slaapkamer. Andere mediteerders proberen hun geest van afleidende gedachten te bevrijden. Net als bij ontspanningstherapie kunnen de technieken van meditatie en geleide visualisatie worden geleerd van een therapeut of met behulp van een cassettebandje of cd. Ook zijn er veel boeken over verkrijgbaar.

'Toen ik eenmaal begon iedere ochtend 40 minuten te mediteren, werd mijn migraine een stuk minder,' vertelde Mona, een patiënt van 29.

Geleide visualisatie lijkt op meditatie, maar u maakt zich er een voorstelling van een vredige, pijnvrije plaats bij, ver van de krochten van uw pijn. Hoewel meditatie noch geleide visualisatie enige invloed op mijn eigen migraine hadden, heb ik te veel lovende verhalen van mijn patiënten gehoord om er geringschattend over te doen. Hoewel we de neurochemie van zulke lichaam-en-geestfenomenen zoals meditatie, geleide visualisatie en hypnose nog niet goed begrijpen, kunnen deze methoden bij veel migrainelijders enige mate van verlichting van de pijn en ontspanning bewerkstelligen.

PSYCHOTHERAPIE

In sommige gevallen kunnen psychische stressoren migraine erger maken. In zulke gevallen kan psychotherapie, die kan variëren van eenvoudige gesprekstherapie tot cognitieve en gedragstherapie, u helpen omgaan met de problemen van het leven die uw hoofdpijn verergeren. Ik heb veel gevallen gezien waarbij de pijn psychosomatisch was; u kunt uzelf hoofdpijn bezorgen door woede en andere gevoelens te onderdrukken. Met psychotherapie kunnen de verschillende gevoelens en emoties die de migraine opwekken, worden besproken.

Sommige migrainelijders hebben zo vaak hoofdpijn dat ze een 'pijnangst-syndroom' ontwikkelen. Hoewel we geen van allen pijn fijn vinden, is dit een abnormale mate van angst die leidt tot gedrag dat niet nuttig of zelfs schadelijk is, zoals overmatig medicijngebruik en door medicijnen veroorzaakte hoofdpijn. Psychotherapie kan nuttig zijn bij het bestrijden van deze abnormale angst voor pijn door de patiënten te leren onderscheid tussen verschillende gevoelens en emoties te maken.

OVERIGE METHODEN

Sommige van de volgende methoden zijn oude huismiddeltjes, andere trendy nieuwe behandelingen. Wellicht kunnen ze u helpen de hoofdpijn te bestrijden.

Warmte- of koudebehandeling

De meeste van mijn patiënten hebben liever kou dan warmte om de ergste pijn te bestrijden. Anna Claire, 36, sprak in naam van velen toen ze me meldde dat een ijspak de hoofdpijn weliswaar niet wegneemt, maar het wachten tot het medicijn werkt een stuk draaglijker maakt.

IJspakken zijn in alle vormen en afmetingen verkrijgbaar en ik heb zelfs een op batterijen werkende koudekap gezien. Meestal hoeft u echter niet zo ingewikkeld te doen. U kunt zelf een ijspak maken door een afsluitbare plastic zak met fijngestampt ijs of ijsblokjes te vullen. Ook kunt u een zak diepgevroren groente in een handdoek doen; doperwtjes zetten zich het beste naar de vorm van uw hoofd (en nadat ze zijn ontdooid en u zich wat beter voelt, kunt u ze voor het eten gebruiken).

Sommige migrainelijders hebben echter liever warmte. U kunt een warmtekussentje of een in de magnetron verwarmd gelpack op uw hoofd doen. Dit mag niet langer dan twintig minuten duren en er moet een handdoek of iets dergelijks tussen de warmtebron en uw hoofd zitten om verbranding te voorkomen.

Omdat warmte de spieren ontspant en de bloedsomloop verbetert door de oppervlakkige bloedvaten te verwijden en kou de door de warmte veroorzaakte zwelling vermindert en de verwijding weer tenietdoet, raden sommige artsen aan om warmte en kou af te wisselen. Als de nekspieren tijdens een aanval gespannen voelen, kan dit een geschikte behandeling zijn.

Aromatherapie

Bij aromatherapie worden specifieke geuren opgesnoven om fysieke of psychische verlichting van de pijn te verkrijgen, om ontspanning te bevorderen of puur om het genot. Soms wordt wierook of een geurkaars gebruikt; soms worden essentiële oliën boven een klein vlammetje verdampt of met water vermengd en door een verstuiver door de ruimte verspreid. Onderzoek naar de lichamelijke, geestelijke en therapeutische effecten van geuren staat nog in de kinderschoenen, maar er zijn aanwijzingen dat geuren een verstrekkende invloed op onze gezondheid en het algehele gevoel van welzijn kunnen hebben.

De droevige waarheid is echter dat geursensaties door de meeste mensen weinig worden gewaardeerd. Bij een recente Amerikaanse enquête zei 55 procent dat het reukvermogen het enige zintuig was dat ze wel konden missen. Toch is het smaakvermogen veel beperkter dan het reukvermogen; de smaakpapillen kunnen alleen maar zoet, zout, bitter en zuur onderscheiden. Alle andere aspecten van smaak worden waargenomen door het reukvermogen. Ook kunnen geuren sterke emoties opwekken en herinneringen oproepen.

Het is bekend dat geuren het gedrag van de consument kunnen beïnvloeden; in winkels worden wel geuren gebruikt om klanten te lokken, aangezien ze langer blijven rondhangen in winkels waar een prettige geur hangt. Het is gebleken dat pepermunt nervositeit vermindert en de productiviteit op de werkplek verhoogt. Zowel pepermunt als appelgeur zorgen ervoor dat migrainelijders zich beter voelen. De geur van lavendel wordt ook wel gebruikt om hoofdpijn te voorkomen. (In vroeger tijden werd lavendelextract gedronken en werden verse blaadjes en bloemen op het voorhoofd gelegd om hoofdpijn te behandelen.) Vanillegeur wordt overal kalmerend gevonden.

Wanda, een van mijn patiënten en 41, vertelde me dat, toen ze eens vanillebuideltjes in haar slaapkamer had opgehangen, ze minder vaak hoofdpijn had. 'De kalmerende geur deed me beter en gezonder slapen,' zei ze.

Terwijl veel aromatherapeuten aanbevelen de geuren in te ademen, raden anderen aan om migraine te behandelen door geurende oliën in te masseren. Als u wilt proberen uzelf te masseren, probeer dat dan eens met massageolie met pepermuntextract op het voorhoofd en de slapen.

VERANDERING VAN LEEFWIJZE

Migraine kan worden beïnvloed door een aantal factoren in uw leefwijze, zoals genoeg en ononderbroken slapen, evenwichtige voeding, op geregelde tijden eten en matig zijn met cafeïne- en alcoholgebruik. Roken en stress mogen niet worden uitgesloten als opwekkers van een aanval. (Zie hoofdstuk 1 voor meer over migrainetriggers.) Hier volgen enkele suggesties voor veranderingen in uw leefwijze die de frequentie en hevigheid van de migraine kunnen verminderen.

Lichaamsbeweging

Een essentiële factor in uw leefwijze waaraan u zelf veel kunt doen, is lichaamsbeweging. Geregelde conditietraining, zoals hardlopen, wandelen, tennissen, fietsen en zwemmen, zal uw fitheid en welzijn vergroten en kan bijdragen tot een gezondere slaap.

Ik ken verschillende mensen die gaan sporten *zodra* ze migraine krijgen. Hoewel dat misschien vreselijk klinkt, kan het verlichting brengen door het vrijkomen van endorfinen in het lichaam. Mijn patiënt Michelle, 41, gaat trimmen als een aanval begint en die gaat dan vaak over. Als u het nog nooit hebt geprobeerd, raad ik een rustige activiteit aan zoals zwemmen of wandelen en liever geen inspannende dingen als hardlopen of squashen. Ik heb ook gehoord dat tai chi en yoga verlichting kunnen brengen. 'Na mijn yoga-oefeningen ben ik zeer ontspannen,' zei een van mijn patiënten, 'en daardoor verdwijnt de pijn.'

Seks: de grote genezer

Net zoals lichaamsbeweging de pijn bij migraine kan bestrijden, kunnen ook seksuele activiteiten die tot een orgasme leiden, het vrijmaken van pijnstillende endorfinen in de hersenen stimuleren. Als u een aanval hebt, zult u in seks waarschijnlijk even weinig zin hebben als in lichaamsbeweging, maar sommige van mijn patiënten bevelen het van harte aan.

Judi, die al lang aan migraine lijdt, zei: 'Ik heb gemerkt dat seksuele opwinding een goede pijnstiller is. Als ik een akelige migraine heb die niet op medicijnen reageert, geeft masturbatie tijdelijk verlichting.'

'NATUURLIJKE' GENEESMIDDELEN

Veel patiënten zoeken natuurlijke middelen om migraine te verlichten. Sommige daarvan blijken te werken, maar u moet wel heel kritisch zijn en niet zomaar alles proberen.

Vijf tips voor alternatieve middelen
1. Probeer niet meer dan één methode tegelijk uit. Probeer niet kruidentherapie, chiropraxie en biofeedback in dezelfde week uit. Als u zich dan beter voelt, weet u niet door welke van de drie dat komt. Laat ten minste twee weken verstrijken tussen iedere nieuwe therapie die u probeert.
2. Stel uw arts ervan op de hoogte als u aan een alternatieve therapie begint. Als u al eerder zo'n therapie hebt geprobeerd, laat dat de dokter dan weten en vertel of u er baat bij hebt gehad of niet.
3. Verwacht geen wonderen van alternatieve methoden. Migraine is een chronisch medisch probleem waarvan geen wonderbaarlijke genezingen bestaan. In de meeste gevallen onderdrukken alternatieve behandelingen de migraine niet volledig, maar ze kunnen de ernst en de hevigheid van de aanvallen verminderen.
4. Ga niet af op het advies van natuurvoedingswinkels. Uw arts en apotheek weten veel meer af van natuurgeneeswijzen.
5. Als u een van deze methoden hebt geprobeerd en het lijkt erop dat de migraine erger wordt, stop er dan onmiddellijk mee en informeer uw arts.

Laat ik eerst een misverstand ophelderen dat ik ten minste eenmaal per week door mijn patiënten hoor verwoorden: als het natuurlijk is, moet het wel veilig zijn. Dat hoeft helemaal niet. Giftige planten en slangengif zijn natuurlijk. Het gelijkstellen van 'natuurlijk' aan 'goed' of 'veilig' kan tot ernstige beoordelingsfouten, vermijdbare ziekte en ongewenste interacties tussen medicijn en kruid leiden. Toch blijven veel mensen dit geloven. In 1998 werd in de *American Druggist* vermeld dat bij een onderzoek onder vrouwen van 18 tot 49 jaar door 42 procent werd gezegd dat als iets natuurlijk is, het goed voor je is. Meer dan de helft, 53 procent, dacht dat natuurlijke en kruidenmiddelen net zo goed waren als reguliere medicijnen.

Hoewel ze dat geloven, vertellen veel patiënten nooit aan hun arts dat ze kruidenpreparaten of natuurlijke middeltjes gebruiken. Uit een onderzoek dat in 1997 in de *Archives of*

Family Medicin werd gepubliceerd, bleek dat slechts ongeveer 53 procent van degenen die deze geneeswijzen toepasten, dit aan hun arts meldde. Hoewel veel mensen het aan hun arts 'opbiechten', zijn er nog steeds ook veel die er kennelijk bang voor zijn dat hij het afkeurt.

Het achterhouden van deze informatie kan echter gevaarlijk zijn, want ongeacht hoe 'natuurlijk' een middel is, het kan reageren met andere medicijnen die u neemt. Als u bijvoorbeeld moederkruid tegen de hoofdpijn neemt en u ook al een bloedverdunner zoals dicumarol gebruikt, kunnen er niet te stelpen bloedingen ontstaan.

Tina, 34, een patiënt met onbehandelbare dagelijkse migraine, kwam op mijn spreekuur met meer dan 25 kruiden en vitaminepreparaten die ze innam. Omdat ze haar waren aanbevolen door natuurgenezers en acupuncturisten, was het niet in haar opgekomen dat deze dagelijkse slikpartij wel eens kon bijdragen aan de pijn in plaats van deze te verlichten. Het probleem was dat iedere volgende genezer haar iets aanried zonder te weten wat ze al gebruikte. Hoewel ik als arts op geen enkele wijze kan nagaan wat voor effecten deze combinaties op Tina zouden kunnen hebben, kan ik u verzekeren dat ze erg vooruitging toen ze ermee stopte en ze met een behandelplan van medicijnen en lichaamsbeweging begon.

Bij sommige mensen heerst het misverstand 'meer is beter'. Als een of twee pillen goed werken, dan werken meer pillen nog beter. Zo gaat dat niet: tien aspirientjes zijn niet beter dan één. Hoe veilig een stof ook mag zijn, bijna alles kan giftig zijn als de dosis maar hoog genoeg is.

Helaas zijn er maar weinig placebogecontroleerde onderzoeken gedaan naar de veiligheid en werkzaamheid van de meeste kruidensupplementen. Door dit gebrek aan informatie bestaat er geen gegevensbestand waarin artsen, apothekers of kiene patiënten kunnen opzoeken welke wisselwerkingen er bestaan tussen kruiden en medicijnen. Niettemin is het geboden dat u de dokter precies laat weten welke middelen u gebruikt of wilt gaan gebruiken. Zoals ik in hoofdstuk 2 al heb gezegd, kunt u het beste alle potjes en verpakkingen van medicijnen die u gebruikt, meenemen als u op consult komt, of op zijn minst een volledige lijst.

Na u te hebben gewaarschuwd voor het lukraak gebruiken van natuurgeneesmiddelen, kan ik u melden dat van sommige wetenschappelijk is bewezen dat ze werken. Zelfs mijn collega's zijn onder de indruk van sommige resultaten met verschillende natuurlijke stoffen.

Vitamine B_2: het beste natuurlijke geneesmiddel

Uit verschillende onderzoeken is gebleken dat hoge doses vitamine B_2 (riboflavine) migraine kunnen helpen voorkomen.

Bij een onderzoek dat in 1998 in *Neurology* werd gepubliceerd, werden migrainepatiënten die drie maanden lang dagelijks 400 mg vitamine B_2 kregen, vergeleken met een groep die een placebo kreeg. Van de vitamine-B_2-groep ondervond 59 procent een verbetering van ten minste 50 procent, terwijl dit bij de placebogroep slechts bij 15 procent het geval was. Gemiddeld verminderde de hevigheid van de migraine bij degenen die erop vooruit gingen met 68 procent. (Enkele van de proefpersonen ervoer enige bijwerkingen, zoals diarree of overmatig moeten plassen, wat betekent dat men bij hoge doses voorzichtig moet zijn.)

Het voordeel van vitamine B_2 is zo groot dat ik het momenteel aanbeveel als de beste keuze voor migrainepreventie. Het heeft twee belangrijke pluspunten: het wordt door de meeste mensen goed verdragen en het is goedkoop. Voor u het middel gaat gebruiken, moet u eerst uw arts raadplegen, aangezien hoge doses nodig zijn. Verder moet u niet vergeten dat de meeste migrainelijders die vitamine B_2 hebben geprobeerd, melden dat het twee tot drie maanden duurt eer een vermindering van frequentie en hevigheid merkbaar wordt.

Toelating van natuurgeneesmiddelen

Op het ogenblik is er een strijd gaande tussen voornamelijk drogisten en de overheid wat betreft natuurgeneesmiddelen. De nieuwe wet op dit gebied staat alleen toe dat een product als geneesmiddel wordt verkocht als aangetoond is dat het werkt. Dat betekent dat de meeste natuurgeneesmiddelen van de schappen zouden verdwijnen, inclusief de homeopathische, want van vrijwel geen enkel middel is de werkzaamheid wetenschappelijk aangetoond. Om de producenten de gelegenheid te geven alsnog voldoende bewijs voor de deugdelijkheid van hun middelen te vergaren, hebben winkeliers uitstel gekregen en mogen de middelen nog enige tijd worden verkocht. Het zou echter best wel eens kunnen dat door al dit tegenstribbelen de wet alsnog zal worden aangepast en deze middelen verkrijgbaar blijven.

De magnesiumkwestie

Kunnen migrainelijders een lagere concentratie magnesium in hun bloed hebben dan niet-lijders? Sommige onderzoekers denken van wel, en uit enkele onderzoeken blijkt dat magnesium bij sommigen migraine kan voorkomen. Er is geopperd dat magnesium de serotoninespiegel beïnvloedt, waardoor de uitscheiding van substance P (een neurotransmitter die met pijn te maken heeft) verandert en dat de cellen die verantwoordelijk zijn voor de overdracht van pijn door het zenuwstelsel worden beïnvloed.

Onderzoek naar de werkzaamheid van magnesium ter preventie van migraine heeft gemengd resultaat opgeleverd; soms werkte het niet en soms was er op verschillende manieren vooruitgang, afhankelijk van de vorm van het magnesium.

We weten dat sommige migrainelijders tijdens een aanval een lagere magnesiumspiegel hebben. Sommige onderzoeken doen vermoeden dat ook de magnesiumspiegel tussen de aanvallen in bij migrainelijders wat lager is dan bij niet-lijders. Ze hebben geen 'gebrek' in de klassieke zin, zoals een vitaminegebrek, maar dit subklinische lagere niveau kan invloed hebben op de magnesiumspiegel in de hersenen en de drempel voor migraine verlagen.

U weet pas of een magnesiumsupplement helpt als u het probeert. Als u dat doet, overleg dan eerst met uw arts. Als ik patiënten behandel die in de overgang zijn, adviseer ik ze een paar maanden een zonder recept verkrijgbare calcium-magnesiumsupplement te nemen en kijk ik of ze tekenen van verbetering vertonen. Omdat vrouwen toch al calcium nodig hebben en magnesium geen kwaad kan, is dit een vrij risicoloze behandeling. Ik moet er echter aan toevoegen dat ik nooit overtuigende resultaten met magnesium heb verkregen.

Moederkruid

Moederkruid is een plant uit de composietenfamilie, die al in het Oude Griekenland en het middeleeuwse Europa werd gebruikt tegen hoofdpijn en koorts. Dankzij de groeiende populariteit van kruiden en zogenaamde natuurlijke behandelingen, is het kruid weer in zwang gekomen als middel ter preventie van migraine. De plant is afkomstig uit Zuidoost-Europa en Klein-Azië, wordt in Nederland gekweekt en komt hier ook verwilderd voor.

Onderzoek aan moederkruid laat zien dat het in 40 procent van de gevallen migraine vermindert. De neuroloog Alexander Mauskop van het Health Science Center van de State University of New York veronderstelt dat moederkruid zijn werking heeft te danken aan het magnesium dat de plant bevat.

Onderzoekers hebben de bestanddelen van moederkruid geïsoleerd. Deze remmen prostaglandinen (stoffen in het lichaam die de samentrekking van de baarmoeder veroorzaken, wat in menstruatiekramp resulteert), wat ook een eigenschap van aspirine is, hoewel het bij moederkruid anders werkt. Moederkruid remt ook de uitscheiding van serotonine door de bloedplaatjes, wat een van de processen is die plaatsvinden bij het ontstaan van migraine.

Moederkruid heeft weinig bijwerkingen. De meest voorkomende is aften. Opzetten van de lippen, verlies van smaakvermogen en dermatitis zijn ook gemeld. Patiënten die het kruid een aantal jaren hebben gebruikt en er plotseling mee zijn gestopt (of tijdens een onderzoek op een placebo zijn overgeschakeld), ervaren ontwenningsmigraine, nervositeit en slaapstoornissen.

Het wordt aangeraden om moederkruid niet tijdens de zwangerschap of bij borstvoeding te nemen, omdat nog niet is onderzocht of het onder die omstandigheden veilig is. Er is nog geen langdurend onderzoek gedaan naar de veiligheid (of gevaren) van jarenlang gebruik van moederkruid.

Gember

Sommigen zweren bij gember, een tropische aromatische plant uit Azië, waarvan de wortelstok wordt gebruikt in de keuken, in parfum en in medicijnen – de laatste zowel tegen migraine als misselijkheid. Bij één onderzoek bleek gember beter te werken dan dimenhydrinaat en een placebo ter voorkoming van reisziekte, maar ik ken geen onderzoek naar de werkzaamheid ervan bij migraine. Het gebruik tijdens zwangerschap schijnt volgens de beschikbare gegevens veilig te zijn en er zijn geen bijwerkingen gemeld.

Melatonine

Melatonine, een hormoon dat wordt gevormd door de pijnappelklier, is wel voorgesteld ter behandeling van migraine vanwege zijn interactie met serotonine. Melatonine kan belangrijk blijken bij de behandeling van migraine, maar het onderzoek staat nog in de kinderschoenen.

Bij één onderzoek bleek verbetering op te treden als melatoninetabletten werden gegeven bij een vorm van spanningshoofdpijn die gerelateerd is aan een slaapstoornis die delayed sleep phase syndrome heet. Bij een ander onderzoek, dat in *The Lancet* werd gepubliceerd, bleek melatonine te werken ter voorkoming van jet-lag. Zoals ik al verteld heb, heb ik lang last gehad als ik van west naar oost vloog. Toen ik kortgeleden van de Verenigde Staten naar Europa reisde, nam ik 5 mg melatonine en tot mijn vreugde merkte ik dat de jet-lag binnen 24 uur was verdwenen en dat ik helemaal geen migraine had gehad. Omdat er nog geen langdurende onderzoeken aan zijn gedaan, schrijf ik melatonine niet voor om regelmatig in te nemen.

Op het ogenblik is er meer onderzoek gedaan aan melatonine in verband met slaapstoornissen. Hoewel de resultaten nog niet definitief zijn, weten we al dat melatonine met verschillende hormonen en neurotransmitters reageert en het bioritme kan veranderen. Er moet op dit bijzonder complexe terrein nog veel worden onderzocht eer de artsen het middel definitief kunnen aanbevelen.

HOOFDSTUK 9

MIGRAINE THUIS EN OP HET WERK

Nu u bijna alles over migraine weet, bent u ongetwijfeld benieuwd naar enkele gezond-verstandoplossingen voor in het dagelijks leven. In dit hoofdstuk bespreek ik migraine in de context van de werkplek en geef ik ideeën over het omgaan met sceptische collega's en onredelijke chefs. Vervolgens behandel ik de meer persoonlijke onderwerpen zoals het met migraine omgaan binnen het gezin, het gezond houden van uw huwelijk of relatie en het opvoeden van de kinderen als u migraine hebt.

MIGRAINE OP HET WERK

Vrouwen met een veeleisende baan die vaak migraine hebben, vinden het veelal moeilijk hun werk vol te houden. Hoewel bekend is dat bijna de helft van de migraineaanvallen 's ochtends tussen vier en negen uur begint, is het niet altijd mogelijk te voorspellen wanneer ze komen. Als een aanval zijn lelijke kop opsteekt, kan hij een belangrijke presentatie saboteren of ervoor zorgen dat u een deadline mist of een belangrijke taak niet afkrijgt.

Amy, 31, een goed uitziende en populaire tv-presentatrice, was er voortdurend bang voor dat ze een aanval zou krijgen als ze in een uitzending zat. Op een avond gebeurde dat tijdens een live-programma. Amy's hart begon hevig te kloppen, zodat ze de autocue bijna niet kon lezen en moeite had haar verhaal af te steken. Bovendien werd ze misselijk en rende ze tijdens de reclameblokken naar het toilet om over te geven. Het enige pluspunt was dat ze niet voor de camera moest overgeven. Ze verklaarde het probleem aan de producer als 'voedselvergiftiging'. Toen dit echter eenmaal was gebeurd, besloot Amy ander werk te gaan doen.

Als u merkt dat u net als Amy door de migraine nerveus wordt over uw werk, bent u niet de enige. Bij een enquête in de Verenigde Staten zei bijna de helft, 48 procent, van de ondervraagden dat hun hoofdpijn hun prestaties op het werk aanzienlijk beïnvloedde. Meer dan een vijfde, of 21 procent, zei dat ze door hun migraine onder hun niveau werkten. Een enorme meerderheid, 82 procent, zei dat hun hoofdpijn ze verhinderde in het gewenste tempo te werken.

De goede medicijnen, lichaamsbeweging en verandering van leefwijze kunnen helpen de migraine te beheersen, maar welke stappen kunt u nog meer nemen om de ellende op uw werk te verminderen?

Moet u het er met uw chef over hebben?

Sommige mensen met migraine zijn bang voor functioneringsgesprekken en hun hele carrière wordt negatief beïnvloed als ze voor hun migraine uitkomen. Zoals Amy bedenken ze vaak smoezen als rugpijn, artritis, voedselvergiftiging en zelfs menstruatiekramp om hun toestand te verbergen. In de gedachten van veel migrainelijders en niet-migrainelijders blijft er een stigma op migraine rusten, alsof deze beestachtige hoofdpijnen iets ingebeelds, psychosomatisch of aandachttrekkerij zijn. Veel patiënten klagen dan ook dat ze er niet ziek uitzien en bijna hadden gewenst dat ze schrammen, littekens en verband hadden wat hun lijden zou rechtvaardigen. Andere migrainelijders houden zich stoïcijns en proberen de hoofdpijn te negeren, gelovend dat hij deze keer niet zo erg zal zijn, om er vervolgens achter te komen dat hij in volle hevigheid toeslaat en dat ze er snel iets aan moeten doen. Hoewel ik niet ontken dat sommige werkgevers en chefs onredelijk reageren als u ze vertelt dat u aan migraine lijdt en u soms gedwongen zult zijn ziek thuis te blijven, denk ik dat een overdreven angst veel meer problemen kan veroorzaken dan voor uw 'geheim' uitkomen.

Tenzij u slechts sporadisch een migraineaanval krijgt, is het beste wat ik u kan aanraden, het probleem bekend te maken. Op die manier hoeft u geen geheimzinnige absenties en plotselinge stemmingswisselingen te verklaren. Als uw chef daarentegen niets van uw migraine afweet en uw prestaties achteruitgaan, kan hij de verkeerde conclusie trekken en drugsgebruik, privé-problemen of verminderde interesse in uw werk vermoeden. Dit is vooral het geval als hij nog nooit met migraine te maken heeft gehad.

Bovendien moet u het onderwerp aankaarten voor uw meerdere er op een andere manier achter komt. 'Kun je je voorstellen wat je cheffin zal denken als ze op de toiletten komt en ziet dat je jezelf een shot geeft?' vroeg Deanna, 37, retorisch. 'Al was het alleen maar sumatriptan?' Deanna die haar hele volwassen leven al met het probleem van migraine en werk te maken heeft gehad, heeft er een gewoonte van gemaakt haar meerderen op de hoogte te stellen van haar migraine en ze te vertellen dat ze medicijnen moet injecteren om het in de hand te houden. Ze geeft ze ook wat folders over het medicijn en migraine in het algemeen, die ze van de apotheek meeneemt.

De beste manier om uw chef aan uw kant te krijgen, is een afspraak maken om de situatie te bespreken als u allebei tijd over hebt. Nodig hem bijvoorbeeld uit om te gaan lunchen. Vermijd het onderwerp als u midden in een aanval zit, want u moet coherent en kalm over het onderwerp kunnen praten. Vermijd het onderwerp ook in groepsgesprekken met collega's, waarbij iedereen zijn ongeïnformeerde steentje wil bijdragen.

Toen Linda, 36, eindelijk de moed opbracht haar chef en collega's over haar migraine te vertellen, voelde het alsof ze 'uit de kast kwam'. In plaats van te worden ontvangen met afkeuring en misprijzen, was Linda verbaasd over de prettige reacties die ze kreeg.

Ook Greta, een lerares van 42, die het schoolhoofd moest inlichten omdat ze steeds vaker een migraineaanval op school kreeg, vond hem 'zeer begripvol'. Greta was ook geroerd door de reacties van het andere personeel. 'Een van de secretaresses leerde vrijwillig hoe ze mij injecties kon geven, voor het geval ik te ziek was om het zelf te doen.'

De negatieve werkgever

Wat moet u doen als u te maken hebt met een weinig meevoelende werkgever, die het gewoon niet snapt? Als hij u aantreft terwijl u midden in een aanval zit, zal hij u aanraden een aspirientje te nemen en weer aan de slag te gaan. Of als u een afspraak voorstelt om hem over uw probleem in te lichten, wijst hij het af of stelt hij vragen die suggereren dat u overspannen bent of problemen in uw privé-leven hebt. Bij een enquête die in de Verenigde Staten door een farmaceutisch bedrijf werd gehouden, zei 21 procent van de vrouwen met migraine dat hun werkgever meer consideratie had met mannen met hoofdpijn dan met vrouwen met hoofdpijn. Maar liefst 13 procent zei dat hun werkgever migraine als smoes zag om onder het werk uit te komen.

Wat doe je in zulke gevallen? Alana, 25, vertelde me dat hoe ze ook haar best deed om de ernst van haar probleem aan haar baas uit te leggen, het niet lukte. Pas toen Alana hevig moest overgeven en haar chef de toiletten binnenkwam, begreep deze eindelijk wat een last ze te dragen had. Maar wat had ze moeten doen als hij het nog steeds niet begreep en haar bleef beschuldigen van lijntrekkerij?

Als u uw probleem duidelijk aan uw chef hebt uitgelegd en nog steeds negatieve reacties krijgt, kunt u misschien een treetje hoger gaan. Uw chef zal het misschien niet prettig vinden dat u naar zijn superieuren stapt, maar misschien luistert hij wél naar hen.

Tips om uw werkgever over uw migraine in te lichten

1. Maak het niet groter dan het is. U wilt het niet laten lijken alsof uw hele leven om migraine draait en u wilt uzelf geen slachtofferrol toebedelen.
2. Neem folders en ander informatiemateriaal over migraine mee, die misverstanden die bij uw werkgever kunnen leven weg te nemen. U kunt hem ook een exemplaar van dit boek geven.
3. Leg in het kort uit wat u doet tegen het probleem, bijvoorbeeld dat u medicijnen gebruikt die meestal helpen, hoewel u een paar uur misschien wat 'slapjes' bent en misschien even moet pauzeren. Zeg dat u dan misschien even op een bank moet gaan liggen en de telefoon niet beantwoordt tot het medicijn werkt.
4. Kijk of er verbeteringen in de werkomgeving kunnen worden aangebracht die triggers uitschakelen en bedenk wat uw chef kan doen om te helpen. Stel van tevoren enkele suggesties op. Als u bijvoorbeeld last hebt van zonlicht dat hoofdpijn opwekt, vraag dan om een andere plek of om zonwering voor de ramen. Als u last van lawaai hebt, leg dan uit dat u uw werk beter en sneller kunt doen als u niet meer in het lawaaiige kantoor naast het laadstation zit. Of vraag om geluidsisolatie. Bedenk dat de oplossing voor uw werkgever wel haalbaar moet zijn.
5. Neem een empathische houding op uw werk aan. Het is niet alleen prettig voor u om anderen te helpen, maar ook praktisch. Het is dan gemakkelijker om op uw beurt anderen om hulp te vragen. Toni, 32, zegt dat een van de redenen dat haar collega's haar zo steunen, is dat ze zelf altijd als eerste klaar staat om anderen te helpen met gezondheids- of persoonlijke problemen.
'Als anderen zien dat je zult helpen als ze ziek zijn, zijn ze meer tot een wederdienst bereid,' merkte Toni op. Bedenk dat dit ook voor uw chef geldt. Als hij familieproblemen heeft, bied dan bijvoorbeeld aan om boodschappen te doen, ook al staat dit niet in uw taakomschrijving.

MIGRAINE EN PARTNERS

Terwijl u op uw werk uw problemen kunt oplossen via de officiële kanalen, zult u dat thuis anders moeten doen. Als uw migraine u niet alleen ziek maakt en u bij uw werk belemmert, maar ook het gezinsleven en andere bezigheden verstoort, is het niet langer een probleem waar u alleen zelf last van hebt. Als u eenmaal een basis hebt gelegd voor het omgaan met migraine en het soepel functioneren als gezin, is het gemakkelijker om u terug te trekken als u een aanval hebt.

Ook thuis is het soms moeilijk om de noodzakelijke veranderingen in het huiselijke leven bespreekbaar te maken, maar de inzet is te hoog om dit achterwege te laten. Ik heb gehoord van huwelijken die stukliepen door de druk die migraine teweegbracht, dus ik adviseer patiënten altijd het probleem aan te pakken voor het verwoestingen in hun leven aanricht.

'Mijn huwelijk eindigde door mijn migraine,' zei Marion, 48, beslist. 'Mijn man kon er niet tegen om te leven met iemand die een groot deel van de tijd ziek was. Ik miste de ouderavonden en het schooltoneelstukje van mijn zoon en moest vakanties en weekeindjes uit afzeggen omdat ik migraine had op de dag van vertrek.'

Marion kon zelfs nooit afspraken maken doordat migraineaanvallen haar zo vaak tot afzeggen dwongen. 'Ik kan geen grote afstanden autorijden, omdat als ik plotseling migraine krijg, ik onderweg strand. Meestal lig ik twee dagen per week, iedere week, in het donker, met hevige pijn.' Om kort te gaan, Marions leven draaide rond migraine en hoewel haar man Mike jarenlang met haar meeleefde, bereikte hij uiteindelijk het breekpunt en stapte hij uit het huwelijk.

Hoewel Marion een extreem geval is, vinden veel migrainelijders dat hun toestand een belasting van hun huwelijk is. Bij een onderzoek uit 1998 naar de gevolgen van migraine op het gezinsleven werd gemeld dat 25 procent van de ondervraagden vond dat hun migraine een negatief effect op hun huwelijk had. In 5 procent van de gevallen geloofden ze dat hun migraine tot hun scheiding had geleid.

Bovendien bleek uit een onderzoek naar seksualiteit onder migrainelijders dat 24 procent van hen en 23 procent van hun partners met ja antwoordde als werd gevraagd of migraine de kwaliteit en de frequentie van het vrijen beïnvloedde. Bijna 1 op de 3 migrainelijders zei dat migraine zijn relatie met de ander had beïnvloed.

Hoewel uw migraine uw relatie en zelfs de kwaliteit van uw seksleven dus kan beïnvloeden, leiden de problemen niet altijd tot een scheiding. Claudia, 53, ging vaak met haar man Thom mee op zakenreis, waarbij ze hem hielp door de klanten te onderhouden. Reizen wekte echter vaak migraine op, waardoor ze zich moest terugtrekken in haar hotelkamer. Jarenlang geloofde Thom dat ze de ontmoetingen met de klanten probeerde te ontlopen en zijn carrière probeerde te saboteren. Met goede medicatie voor Claudia, gecombineerd met relatietherapie, werken ze er nu aan om hun wankelende huwelijk te repareren.

Wat uw partner moet weten

In de meeste gevallen lijdt de partner niet aan migraine, en het kan dan moeilijk voor hem zijn om in zijn volle omvang te begrijpen wat u doormaakt. Omdat hij uw zwakke stem, het overgeven en de andere symptomen niet over het hoofd kan zien, kan het moeilijk voor hem zijn te bevatten hoe een 'hoofdpijn' zo erg kan zijn.

Zelfs als hij begrijpt waar u doorheen moet, kan hij het nog steeds vervelend vinden om extra taken op zich te moeten nemen, zoals het gezin vertegenwoordigen op bruiloften en begrafenissen en bij gebeurtenissen op school, en om op het laatste moment etentjes af te moeten zeggen omdat u ziek bent. Wat kunt u doen, behalve u laten behandelen, om medeleven en begrip bij uw partner te kweken?

Kinderen

De meeste moeders met migraine maken zich veel zorgen over de gevolgen van hun ziekte op hun kinderen. U bent bang de kinderen teleur te stellen en te ontregelen, en dat gebeurt soms ook. U kunt niet naar de balletuitvoering van uw dochter of de hockeywedstrijd van uw zoon omdat u migraine hebt. Zo lang u echter uitlegt waarom u thuis moet blijven en zo lang u wél gaat wanneer u zich goed voelt, hoeft u uzelf geen schuldgevoelens aan te praten.

Een troost is dat u niet de enige bent. Volgens een Amerikaans onderzoek uit 1995 gelooft de meerderheid van de moeders met migraine dat hun kinderen last hebben van hun ziekte. Niet alleen waren deze moeders bezorgd over wat hun kinderen zouden kunnen missen als mama ziek is, twee derde was ook bang dat de kinderen de ziekte zouden overerven (en dat kan, vooral de dochters).

Het onderzoek liet verder zien dat moeders geloofden dat de gevolgen van hun migraine groot waren en dat hun kinderen rekening met ze moesten houden, kort gezegd, zich niet als kinderen moesten gedragen. Van de onderzochte vrouwen vond 85 procent dat hun kinderen geen herrie mochten maken als ze een aanval hadden en 64 procent zei dat hun kinderen hen niet mochten vragen met hun huiswerk of een persoonlijk probleem te helpen als ze hoofdpijn hadden.

Zes tips voor een betere relatie

1. Probeer alles te weten te komen over migraine in het algemeen en die van uzelf in het bijzonder en deel die informatie met uw partner. Vraag hem de folders te lezen die u hebt verzameld en geef hem dit boek.
2. Als er een migrainesteungroep in uw omgeving bestaat, sluit u daar dan bij aan. Een recent onderzoek liet zien dat de meerderheid van de migrainelijders (73 procent) zich beter voelde nadat

ze er met medepatiënten over hadden gepraat. Als dat kan, laat uw partner dan eens meegaan naar de steungroep. Het kan enorm opluchten (en nuttige informatie opleveren) als u met anderen praat die dezelfde problemen hebben als u en uw partner. Vraag anderen in de groep hoe zij hun partner begrip hebben bijgebracht. Breng ook uw eigen inzichten in.
3. Wederkerigheid helpt. Zoals ik heb geadviseerd over de omgang met collega's, is het een goed idee om thuis wanneer u geen migraine hebt, zo veel mogelijk klaar te staan. Wees open en begripvol als uw partner een medisch probleem of een probleem op het werk heeft. Doe een beetje extra om hem te helpen als hij zelf last van stress heeft.
4. Luister goed. Goed luisteren betekent dat u moet proberen om niet kwaad of geïrriteerd te worden als uw partner zijn frustraties of andere negatieve emoties over uw migraine uit. Denk aan die keer toen uw partner ziek was en de last van het gezinsleven geheel op uw schouders terechtkwam. U voelde toen misschien ook irritatie, maar u besefte dat het niet zijn schuld was. In diezelfde positie zit hij nu ook.
5. Hoewel u uren besteedt aan het helpen van uw kind met zijn huiswerk of het perfectioneren van een rapport voor uw werk, bent u misschien minder geneigd tijd voor uzelf in te ruimen. Toch hebben we allemaal ongestructureerde vrije tijd nodig om onszelf te herstellen. Uzelf de tijd voor geestelijk bijtanken ontzeggen, vergroot de stress, wat de kans op migraine doet stijgen.
6. Verwacht niet dat uw partner een heilige is. Ga er ook niet van uit dat u zelf perfect bent. Vertel uw partner wat u van hem nodig hebt als u een aanval hebt. Luister naar wat hij zegt over wat hij bereid is te doen. Bedenk dat de meeste mannen niet goed zijn in het interpreteren van lichaamstaal. En gedachtelezen kunnen ze al helemaal niet.

Migraine on-line
Steungroepen voor migrainepatiënten ontstaan her en der op het internet. 'Ik ben lid van de gemeenschap van mensen op het internet die dezelfde ervaringen als ik hebben,' zei Suzanne, 45, die voor het eerst migraine kreeg toen ze 30 was. 'De steun en informatie die ik krijg, helpen me enorm.' Eén voorbehoud echter: ga er niet van uit dat alles wat u op het internet leest nauwkeurig en up-to-date is. Sommige van de websites over migraine worden door beroepsmensen gemaakt, maar er zijn er ook veel van individuen die migraine hebben en niet over medische expertise beschikken. Wees voorzichtig met medische adviezen die niet van artsen komen.
Zie Bijlage A voor een lijst met nuttige internetadressen.

Leer uw kind ermee omgaan
Het kan beangstigend voor een kind zijn om zijn anders zo actieve moeder pijn te zien hebben en met de hoofdpijn te zien worstelen. Het kan het kind ook onbedoeld in de ouderrol duwen, wat een ongewenste verstoring in de ontwikkeling van het kind kan betekenen.

Kinderpsychologen en specialisten op het gebied van de ontwikkeling van het kind zeggen dat ouders hun kinderen algemene strategieën kunnen leren door naar regelmaat te streven wanneer dat mogelijk is. U kunt er bijvoorbeeld voor proberen te zorgen dat er iedere avond op dezelfde tijd wordt gegeten, of het nu vader of moeder is die kookt en afwast. De regels moeten ook hetzelfde zijn. Als moeder de hond niet in een bepaalde kamer laat, moet vader dat ook niet doen. Karweitjes die de kinderen moeten doen als moeder fit is, moeten ze ook doen als ze ziek is.

Uit een onderzoek naar de invloed die migraine op het gezin heeft, gepubliceerd in 1998 in *Headache*, bleken enkele verschillen tussen kinderen onder de twaalf en die erboven. Oudere kinderen begrepen meer, waren behulpzamer en stonden minder negatief tegenover de migraine van hun ouders. Ook onder de jongere kinderen reageerden veel positief, maar 25 procent raakte in de war van een ouder die migraine had, 17 procent reageerde negatief en 12 procent was bang. Bij oudere kinderen reageerde 12 procent negatief.

Jongere kinderen zijn minder goed in staat een aandoening als migraine te begrijpen en vinden het beangstigend. Dat geldt vooral voor kinderen die nog geen begrip van tijd hebben en die niet snappen dat mammie 'later' beter zal zijn. Gebruik uw gezonde verstand met kinderen en overweeg de hierna volgende strategieën.

Aangeleerd gedrag

Als u uw gezin leert hoe het moet omgaan met uw migraine, denk dan ook eens na hoe uw gezin functioneerde toen u zelf kind was. Uit onderzoek is gebleken dat veel mensen met migraine niet de goede behandeling krijgen (en soms te streng voor zichzelf zijn) doordat ze in hun jeugd de verkeerde gewoonten hebben aangeleerd. Bij één onderzoek zei meer dan de helft van de migrainepatiënten dat ze op dezelfde manier met hun hoofdpijn omgingen als hun ouders deden toen ze opgroeiden. Als ma dus naar bed ging en geen medicijnen nam, kan dat patroon onbewust zijn overgenomen door haar dochter die nu als volwassene ook migraine heeft.

Als u de pech had om reeds als kind migraine te krijgen, denk dan terug aan de manier waarop u werd behandeld. Als u niet serieus werd genomen, doe dan uw best dat patroon niet te herhalen. Doe uw best om uzelf als volwassene beter te behandelen dan u door uw ouders werd behandeld. Susan, 45, zei dat er tegen haar geschreeuwd werd en dat ze werd geslagen omdat ze bij gezinsuitjes niet met de rest meedeed. Maar ze *kon* dat niet, want ze had zo'n hoofdpijn. 'Ik riep dat mijn hoofd zeer deed, maar niemand geloofde me,' zei ze, terwijl het verdriet over de wrede behandeling van tientallen jaren geleden weer boven kwam.

Wat te doen en wat niet voor moeders met migraine

1. Werk aan regelmaat. De kinderen moeten iedere dag op dezelfde tijd naar bed, of mama nu ziek is of niet.
2. Ouders moeten een kind niet te veel verantwoordelijkheden geven. De verwachting dat een kind voor een ouder moet zorgen, zelfs tijdelijk, kan ontwrichtend voor het kind zijn, dat zelf nog moet worden verzorgd.
3. Laat uw kinderen niet uw medicijnen voor u halen als u ziek bent. Ze kunnen uw ijspak zoeken, het licht uitdoen en kleine dingetjes voor u doen, maar u bent zelf voor uw medicijnen verantwoordelijk voor u in de 'uitgetelde' fase bent.
4. In plaats van de kinderen op hun tenen door het huis te laten lopen als u ziek bent, kunt u beter een plek inrichten waar ze normaal kunnen spelen. Dat kan een zolder of een garage zijn. Het is lastig voor kinderen als ze op maandag in de huiskamer mogen stoeien en op dinsdag stil moeten zijn omdat ma hoofdpijn heeft.
5. Verzeker uw kind dat u geen hersentumor of een terminale ziekte hebt, alleen maar hele erge hoofdpijn. In veel sprookjes of films gaat moeder dood, dus het is niet vreemd dat uw kinderen bang zijn dat u veel zieker bent dan werkelijk het geval is. Vaak zeggen ze dit niet. Breng het dus zelf op een nuchtere manier ter sprake.
6. Help kinderen die jonger zijn dan negen om de situatie te begrijpen. Een manier om ze hun gevoelens te laten uiten, is een tekening van de migraine te laten maken. Misschien tekenen ze een vreselijk monster. Zo'n tekening kan medelijden met u betekenen. U kunt ook gebruikmaken van beeldspraak om de migraine te beschrijven, bijvoorbeeld hoe u de migraine in een kast zou willen stoppen en opsluiten en nooit meer los zou laten.
7. Zeg nooit dat u 'dood' wilt als u migraine hebt. Kinderen kunnen zulke uitspraken heel letterlijk nemen en ze kunnen hier zeer van in de war raken.
8. Vertel de kinderen dat uw migraine niet hún schuld is. Hoe lawaaiig en ongezeglijk ze ook zijn, de aanleg voor migraine komt niet van *hen*.

9. Gebruik uw hoofdpijn nooit als excuus om niet naar dat vreselijke toneelstukje op school of het jaarlijkse paaseieren zoeken bij uw zwager te hoeven. Kinderen zijn niet dom; ze weten meer dan u beseft.
10. Maak een plan voor wat er kan worden gedaan als een kind hulp met huiswerk nodig heeft of als er iemand moet luisteren als het klarinet studeert. Kan uw partner of een familielid invallen? Stel ruim van tevoren een noodplan op. Probeer om niet alle verantwoordelijkheid op de schouders van uw partner te leggen. De oudere buur verderop in de straat wil misschien best contact met jongere buurtgenoten. U zou dingen voor haar kunnen doen (zoals af en toe de heg snoeien of haar eens op de koffie vragen) en dan wil zij op haar beurt waarschijnlijk u wel eens helpen.
11. Plan vooruit. Maak pastasaus of ander eten klaar dat u invriest. Als u te ziek bent om te koken, hoeft u het alleen maar te ontdooien.
12. Als u het zich kunt veroorloven, laat dan eenmaal per week uw huis door iemand schoonmaken. Als dat te duur voor u is, gebruik dan de tijd dat u zich goed voelt om het huis op orde te brengen en maak een plan om de noodzakelijke taken gedaan te krijgen als u ziek bent.
13. Vraag niet te veel van tieners. Ze kunnen meer verantwoordelijkheid aan dan toen ze nog kleuters waren, maar het zijn nog steeds kinderen en ze mogen hun sociale leven niet opgeven voor u. Tieners zijn meestal wat meer bereid om te helpen, maar probeer hun behoeften met die van u in evenwicht te brengen.

Hoewel Susan als volwassene niet gemakkelijk van haar stuk te brengen is, moet ze oppassen niet al te stoïcijns te zijn. Tegelijkertijd is het belangrijk om niet te kritisch over uw familie te zijn als het over het verleden gaat. Geef uw familieleden het voordeel van de twijfel en besef dat ze datgene deden waarvan ze dachten dat het het beste was. Als er sprake is van een breuk, neem dan de eerste stap om die te herstellen. Bedenk dat we nu een stuk meer over migraine weten dan tien of twintig jaar geleden en onze kennis ieder jaar groeit. De meeste medicijnen en behandelingen die we tegenwoordig hebben, waren niet beschikbaar voor uw ouders en grootouders jaren geleden.

Als u merkt dat u inefficiënte, niet-werkende patronen blijft herhalen die uw ouders al hanteerden of als u uw eigen soort stoïcisme of zelfopoffering hebt ontwikkeld, ga dan met uw gezin aan het werk om ze te doorbreken. Wees alert en neem stappen om veranderingen aan te brengen.

Vertel uw gezin wat u nodig hebt

De beste manier om op de gebeurtenissen voorbereid te zijn, is duidelijk maken wat u nodig hebt als u geveld bent door een migraineaanval. Roep het gezin bij elkaar, zodat iedereen op dezelfde lijn zit als een aanval opkomt. Wilt u bijvoorbeeld met rust worden gelaten? Of wilt u dat er ijscompressen worden gebracht en de bezigheden die u nu niet kunt doen van u worden overgenomen? Is het het best dat de kinderen een paar uur het huis uitgaan?

Sandi, 29, heeft haar kinderen duidelijk gemaakt dat ze 'zero tolerance' heeft voor ook maar het geringste geluidje als ze migraine heeft. 'Ik zeg ze niet te zingen, te fluiten of de radio aan te zetten en dat ik in een donkere kamer moet liggen tot de medicijnen beginnen te werken.'

Het belangrijkste is dat iedereen weet wat er van ze wordt verwacht zodra de migraine toeslaat.

Houd rekening met gevoelens

Gezinsleden kunnen negatieve gevoelens over uw migraine hebben. Ze kunnen geïrriteerd of kwaad zijn omdat u weer ziek bent en u niet met ze mee kunt ergens naartoe. Ze kunnen chagrijnig, hulpeloos of verdrietig zijn omdat ze u niet graag in zo'n toestand zien. Schuldgevoel en verwarring komen veel voor.

Het is goed om deze gevoelens boven tafel te brengen. Praat erover hoe mensen zich voelen als andere gezinsleden ziek zijn. Vertel hoe u zich voelde toen uw grootmoeder haar heup brak. Dit kan voor de gezinsleden de deur openen om te vertellen wat ze voelen als u ziek bent. Doordat u praat over wat u voelt, kunnen zij hun eigen gevoelens ijken en hun ongerustheid uitbannen. Als uw zoontje van tien kwaad was omdat u hem niet naar een verjaarspartijtje kon brengen, voelt hij zich misschien schuldig over zijn boosheid. Door erover te praten voelt u zich allebei beter.

Wanneer therapie kan helpen

In sommige gevallen verstoren regelmatig optredende migraineaanvallen het gezinsleven en hoewel u alles hebt gedaan om het probleem in de hand te houden, bevindt uw gezin zich in een neerwaartse spiraal. In dat geval kunt u de mogelijkheid van gezinstherapie overwegen.

Als u deze stap neemt, zoek dan een therapeut die bereid is een of twee sessies te houden en dan zijn analyse te geven. In de meeste gevallen is kortdurende gesprekstherapie al voldoende. Wat u nodig hebt, zijn praktische adviezen. Gezinstherapie kan worden gegeven door psychologen, maatschappelijk werkers of gesprekstherapeuten. In het algemeen zijn therapeuten met de langste ervaring het best.

Uw familie

Het kan nog moeilijker zijn om te gaan met uw ouders, broers, zussen, hun gezin en uw aangetrouwde familie dan met uw eigen gezin als het gaat om invoelingsvermogen ten opzichte van uw migraine. Ik heb klachten gehoord over de tactloosheid van schoonmoeders en aangetrouwde neven en nichten die nooit de pijn van migraine hebben ervaren.

'Ik denk dat je wel weer last van die hoofdpijn van je zult krijgen,' zei een familielid sarcastisch tegen Megan, 34 en een van mijn migrainepatiënten, bij het organiseren van een familiereünie. Megan beet op haar lip en zei niets. Het zou beter zijn geweest als ze had gereageerd, bijvoorbeeld met: 'Ik heb inderdaad problemen met migraine, net als miljoenen andere vrouwen, en mijn arts doet zijn best er iets aan te doen. Ik hoop zeker dat ik op de reünie kan komen. Maar het is inderdaad altijd mogelijk dat ik ziek ben en thuis moet blijven.'

En het is waar: hoe vastbesloten u ook bent, soms gooit de migraine al uw plannen in de war. Vakanties en familiebijeenkomsten zijn voor velen van ons gebeurtenissen met veel stress. Er komen allerlei factoren bij kijken die als migrainetrigger kunnen fungeren. U krijgt misschien niet genoeg slaap. Er moet gereisd worden om de bijeenkomst bij te kunnen wonen. U wordt blootgesteld aan allerlei ongewone geurtjes, sigarettenrook, vreemde geluiden, lichtpatronen, etenswaren en huisdieren. Alleen al het omgaan met lastige familieleden en netelige onderwerpen kunnen het stressniveau verhogen.

Als u migraine krijgt op zo'n bijeenkomst, probeer dan sarcastische opmerkingen te negeren. Zoek een donker, rustig vertrek op en doe de deur op slot. Hang een bordje met 'niet storen' aan de deur of laat weten dat u zich terugtrekt. Als u weer beter bent, leg dan uit wat er is gebeurd en ga weer verder met wat u van plan was. Als familieleden vervelend blijven doen over uw migraine, kunt u beter het contact met ze beperken.

MIGRAINE EN U

Laten we aannemen dat u de adviezen in dit hoofdstuk ter harte hebt genomen en voor een positieve en meewerkende omgeving op uw werk en in huis hebt gezorgd. Door voorzorgsmaatregelen op de werkplek en in uw gezin en familie hebt u de gevolgen van uw migraine tot een minimum beperkt. Ik heb het al gehad over de persoonlijke en emotionele factoren waarmee u moet leren omgaan om verder te kunnen. Wat kan u nog meer remmen? Er zijn nog verschillende belangrijke psychische factoren die aan het optreden van migraine kunnen bijdragen. De belangrijkste hiervan is angst.

De factor angst

De angst voor migraine kan een overheersende factor zijn voor vrouwen die regelmatig migraine hebben. Uit een onderzoek van Hanna Saadah, een arts uit Oklahoma, bleek dat de angst voor migraine de overheersende factor was bij het van tevoren innemen van pijnstillers, voor het geval dát.

Saadah vond dat er in de controlegroep (drie keer hoofdpijn per maand) gemiddeld zeven pijnstillers per maand werden genomen. In de 'episodische' groep, patiënten met gemiddeld zes keer migraine per maand, was dat 22. In de 'intractable' groep, met een gemiddelde van 29 keer migraine per maand, was het gemiddelde aantal genomen pijnstillers maar liefst 139.

'Ik veronderstel dat de angst voor hoofdpijn zorgt voor een dwangmatig overgebruik van pijnstillers en het minderen met pijnstillers tegenhoudt,' concludeerde Saadah. 'Bovendien is de weerstand tegen minderen met pijnstillers recht evenredig met de mate van de angst.'

Het is duidelijk dat de groep met 29 keer migraine en 139 pijnstillers per maand lijdt aan rebound-hoofdpijn, hoofdpijn die juist wordt veroorzaakt door medicijngebruik. Hun moeite met het minderen met medicijnen komt door de rebound-hoofdpijn en door de angst voor hoofdpijn. Angst voor hoofdpijn is echter vaak de eerste veroorzaker van het probleem. Uit angst hoofdpijn te krijgen, wordt een pijnstiller genomen, 'voor het geval dát'. Dit kan tot veranderde pijnregulering in de hersenen leiden, met rebound-hoofdpijn tot gevolg.

Hoe bestrijdt u de angst? Effectieve preventieve maatregelen en een goed behandelplan van de migraine die desondanks toch optreedt, zijn een goed begin. Als de angst echter groot en hardnekkig is, kan een gesprek met iemand die is gespecialiseerd in pijnbeheersing nuttig zijn. Vraag uw arts of hij u doorverwijst.

Onthoud dat u nooit pijnstillers moet nemen als u geen hoofdpijn hebt. Ze zullen een migraineaanval niet tegenhouden.

Zelfvertrouwen ontwikkelen

Door de adviezen die ik in dit boek heb gegeven op te volgen, kunt eraan werken de hoofdpijn in de hand te houden. Hoe meer zeggenschap u over uw migraine op het werk en in huis ontwikkelt, des te meer zelfvertrouwen u hierover zult hebben en des te meer u de baas over alle aspecten van uw leven zult zijn. Hoe meer u hierin groeit, des te beter u in staat zult zijn om met de migraine die optreedt om te gaan en des te sterker u zult staan bij de confrontatie met dit probleem en andere problemen in uw leven. Leren overleven en zelfs floreren met uw migraine kan helpen hem op een dag geheel van u af te schudden. U zult zeker een stap voorwaarts maken en uw toekomst positief gestemd tegemoet zien.

NAWOORD

MIGRAINE EN DE TOEKOMST

Als u nauwgezet de adviezen uit dit boek opvolgt, zult u beter in staat zijn uw migraine de baas te zijn en zult u een enorm verschil in de kwaliteit van uw leven ervaren. Dit boek geeft uitgebreide informatie over het voorkomen van, omgaan met en minimaliseren van deze hoofdpijn die vrouwen (en mannen) al sinds het begin van de geschreven geschiedenis teistert. Een Babylonische dichter beschrijft migraine als 'flitsen als bliksem' en een denker uit de Renaissance stelde dat migraine het gevolg was van in de hersenen rondkruipende insecten. Welke ontwikkelingen kunnen we gezien de snelle vooruitgang van het medisch onderzoek op het gebied van behandeling van migraine nog verwachten? Zal er een therapie worden uitgevonden, een vaccin of een magische pil die deze beestachtige hoofdpijn voor eens en voor altijd onschadelijk maakt?

EEN ROOSKLEURIGE TOEKOMST

Als u bedenkt hoe ver we al zijn gekomen met de behandeling van migraine, alleen al in het recente verleden, kunnen we de toekomst optimistisch tegemoet zien. Effectieve behandeling is pas in de vorige eeuw beschikbaar gekomen, en wel voornamelijk in de tweede helft daarvan. Veel nieuwe medicijnen, zoals de triptanen, die op de serotoninereceptoren op de bloedvaten van de hersenen werken, zijn pas in het midden van de jaren negentig op het toneel verschenen.

Biochemische oorzaken

Hoewel we veel weten over de factoren die migraine opwekken, hebben we nog niet de precieze biochemie in de hersenen opgehelderd die ervoor verantwoordelijk is dat migraine zich kan ontwikkelen. We weten dat migraine begint in de hersenstam, waarbij een keten van reacties tot de verwijding van bloedvaten aan de oppervlakte van de hersenen leidt. Dit zet de uitscheiding van verschillende pijnveroorzakende neurotransmitters in gang en stimuleert zenuwvezels die op hun beurt pijncentra in de hersenen activeren.

Momenteel weten we dat zowel de hersenen als de bloedvaten een rol spelen. Dit heet de trigeminovasculaire theorie. (De nervus trigeminus zorgt voor het gevoel in het gezicht en de bloedvaten in de hersenen.) Naar alle bloedvaten aan de oppervlakte van de hersenen gaan takken van de nervus trigeminus, zodat ze met de hersenstam zijn verbonden en boodschappen heen en weer sturen. We weten dat er verschillende stoffen zijn betrokken bij de verbinding tussen zenuw en bloedvat, waaronder serotonine, neurokinine, substance P, calcitonin related peptide (CGRP) en gamma-aminoboterzuur (GABA). Al deze chemische interacties binnen de hersenen vormen punten waarop het mogelijk zal kunnen zijn te interveniëren en de reeks van gebeurtenissen die tot migraine leiden te blokkeren.

Erfelijkheid en migraine

Als we naar de toekomst van migraine kijken, is het onmogelijk de erfelijke component te negeren, die een belangrijk onderwerp van onderzoek is geworden. Als we kunnen bepalen welk gen of welke genen verantwoordelijk zijn voor de overerving van de aanleg voor migraine, zullen we misschien in staat zijn te voorspellen wie de ziekte zal ontwikkelen. Hoewel dit ethisch controversieel is, zal op een dag wellicht gentherapie mogelijk zijn.

HET GROTE, ZONNIGE BEELD

Gezien ons groeiende begrip van de oorzaken en hersenchemie van migraine, voorspel ik dat we steeds dichter bij volledige onderdrukking – of zelfs uitroeiing – van migraine zullen komen. In deze eeuw zal het migraineonderzoek nog vele meer resultaten opleveren, waardoor de toekomst er voor migrainelijders zonnig uitziet.

BIJLAGE

NUTTIGE ADRESSEN EN WEBSITES

VERENIGINGEN

Nederlandse Vereniging van Hoofdpijnpatiënten
Prinses Irenestraat 80
Postbus 65
6660 AB Elst
tel. 0900-2020590

Belgische Hoofdpijnliga
Avenue L'Observatoire 160
4000 Luik
tel. 041-541290

Zelfhulpgroep Hoofdpijn/migraine
Bevrijdingslaan 17
2350 Vosselaar
tel. 014-41410

WEBSITES

http://www.hoofdpijnpatienten.nl/
http://forum.europeanservers.co.uk/cgi-bin/list.eur?migrnl
   http://people.zeelandnet.nl/vdwindt/migraine.htm
http://nhg.artsennet.nl/standaarden/M19/start.htm
http://home.planet.nl/~mip/migraine.htm
http://www.gezondheid.be/index.cfm?fuseaction=artper-
   rub&c=141

http://216.239.59.104/search?q=cache:Wwx_3kjHaFAJ:www.huisartsen.nl/docs/brochure_migraine.pdf+migraine&hl=nl&lr=lang_nl&ie=UT
http://www.kopzorgen.nl/
http://www.nvdietist.nl/voeding_dieten/migraine/migraine.htm
http://europe.obgyn.net/nederland/

LITERATUUR

Anon. – Somesthetic Aura: The Experience of Alice in Wonderland – *The Lancet* 251:1934 (1998)

Anon. – Two Views on Acupuncture: NIH and SRAM Dispute Validity, Efficacy – *Skeptical Inquirer* 22(2):5-7 (1998)

Abdul Jabbar, M. en A. Ogunniyi – Sociodemographic factors and primary headache syndromes in a Saudi community – *Neuroepidemiology* 16(1):48-52 (1997)

American Academy of Pediatrics Committee on Drugs – The Transfer of Drugs and Other Chemicals into Human Milk – *Pediatrics* 93:137-150 (1994)

Baloh, Robert W. – Neurotology of Migraine – *Headache* 37:615-621 (1997)

Barrett, Stephen – Homeopathy: Much Ado About Little or Nothing – *Nutrition Forum* 15:17-21 (1998)

Bic, Z. et al – In Search of the Ideal Treatment for Migraine Headache – *Medical Hypotheses* 50:1-7 (1998)

Biggs et al – Platelet aggregation in patients using feverfew for migraine – *The Lancet* 2:776 Letter (1982)

Bird, Kathleen – Migraine Sufferers: Protected Class? – *New Jersey Law Journal* 137:1, 33 (1994)

Blanchard, E.B., F. Andrasik, T. A. Ahles et al – Migraine and tension headaches: a meta-analytic review – *Behavioral Therapy* 11:613-631 (1980)

Blau, J.N. – Migraine in Doctors: Work Loss and Consumption of Medication – *The Lancet* 344:1623-1624 (1994)

Blau, J.N. – The Effect of National Lifestyles – *Cephalgia* Supplement 21:23-25 (1998)

Breslau, N., G. C. Davis – Migraine, physical health and psychiatric disorders: a prospective epidemiologic study of young adults – *Journal of Psychiatric Res.* 27:211-221 (1993)

Brown, A.M., M. Ho, D.R. Thomas, A.A. Parsons – Comparison of functional effects of frovatriptan (VML 251), sumatriptan, and naratriptan on human recombinant 5-HT1 and 5-HT2 receptors – *Headache* 38:376 (1998)

Chapman, S.L. – A Review and Clinical Perspective on the Use of EMG and Thermal Biofeedback for Chronic Headaches – *Pain* 27:1-43 (1986)

Chen, T.C., A. Leviton – *Headache* recurrence in pregnant women with migraine – *Headache* 34:107-110 (1994)

Clarke, C.E., L. MacMillan, S. Sandhi, N.E. Welis – Economic and social impact of migraine – *Quarterly Journal of Medicine* 89(1):77-84 (1996)

Collaborative Group on Hormonal Factors in Breast Cancer – Breast cancer and hormone replacement therapy: collaborative reanalysis of data from 51 epidemiological studies of 52,705 women with breast cancer and 108,411 women without breast cancer – *The Lancet* 350:1047-1059 (1997)

Culier, N., G.R. Mushet, R. Davis, B. Clements, L. Whitcher – Oral sumatriptan for the acute treatment of migraine: evalutation of three dosage strengths – *Neurology* 45(7):S55-S59 (1995)

Dartigues, J.F. et al – Comparative View of the Socioeconomic Impact of Migraine Versus Low Back Pain – *Cephalalgia* 18(21):26-29 (1998)

De Matteis, G. et al – Geomagnetic Activity, Humidity, Temperature and Headache: Is There Any Correlation? – *Headache* 34 34:41-43 (1994)

Devlen, J. – Anxiety and depression in Migraine – *Journal of R. Soc. Medicine* 87(6):338-341 (1994)

Drummond, Peter D. – Photophobia and Autonomic Responses to Facial Pain in Migraine – *Brain: A Journal of*

Neurology 120:1857-1864 (1997)

Edmeads, John G. et al – Strategies for Diagnosing and Managing Medication- Induced Headache – *Canadian Family Physician* 43:1240-1254 (1997)

Edmeads, John G. – Headaches in Older People – *Postgraduate Medicine* 101:91-100 (1997)

Eisenberg, David M – Advising Patients Who Seek Alternative Medical Therapies – *Annals of Internal Medicine* 127:61-69 (1997)

Elder, Nancy C. et al – Use of Alternative Health Care by Family Practice Patients – *Archives of Family Medicine* 6:181-184 (1997)

Essink-Bot, Marie-Louise et al – The Impact of Migraine on Health Status – *Headache* 35:200-206 (1995)

Facchinetti, F. et al – The Efficacy and safety of subcutaneous sumatriptan in the acute treatment of menstrual migraine – *Obstetrics Gynecology* 86:911-916 (1995)

Ferrari, Michael D – Migraine – *The Lancet* 351:1043-1051 (1998)

Fischer-Rasmussen, W. et al – Ginger treatment of hyperemesis gravidarum – *European Journal of Obstetrics and Gynecological Reproductive Biology* 38(1):19 (1991)

Forsyth, P.A., J.B. Posner – Headaches in patients with brain tumors: a study of 111 patients – *Annals of Neurology* 32:289 (1992)

Gallai, V., P. Sarchielli, P. Morucci, G. Abbritti – Red Blood Cell Magnesium Levels in Migraine Patients – *Cephalalgia* 13:74-81 (1993)

Gasbarrini, Antonio, M.D. et al – Beneficial Effects of Helicobacter pylori Eradication on Migraine – *Hepato-Gastroenterology* 45:765-770 (1998)

Genzen, Jonathan R – The Internet and Migraine: Headache Resources for Patients and Physicians – *Headache* 38:312-314 (1998)

Goldstein, J – Update: What's New in Headache Drugs? – *Headache Quarterly* Supplement 28-32 (1997)

Goldstein, J., K. Britch, S. Silberstein – Ganaxolone: New non-triptan shows utility for acute migraine – *Cephalalgia* 18:393 (1998)

Gotoh, F., T. Kandrai, F. Sakai, M. Yamamoto, T. Takeoka – Serum dopamine- beta-hydroxylase activity in migraine – *Archives of Neurology* 33:656-657 (1976)

Grady, D., T. Gebretsadik, K. Kerlikowske, V. Ernster, D. Petitti – Hormone replacement therapy and endometrial cancer risk: a meta-analysis – *Obstetrics and Gynecology* 85:304-313 (1995)

Grady, D., S.B. Hulley, C. Furberg – Venous thromboembolic events associated with hormone replacement therapy – *JAMA* 278:477 (1997)

Grady, D., S.M. Rubin, D.B. Petitti, C.S. Fox, D. Black, B. Ettinger et al – Hormone Therapy to Prevent Disease and Prolong Life in Postmenopausal Women – *Annals of Internal Medicine* 117:1016-1037 (1992)

Granella, F. et al – Migraine without aura and reproductive life events: A clinical epidemiological study in 1300 women – *Headache* 33:385-389 (1993)

Gruber, Amanda J. et al – The Management of Treatment-Resistant Depression in Disorders on the Interface of Psychiatry and Medicine: Fibromyalgia, Chronic Fatigue Syndrome, Migraine, Irritable Bowel Syndrome, Atypical Facial Pain, and Premenstrual Dysphoric Disorder – *The Psychiatric Clinics of North America* 19:351-369 (1996)

Hay, K.M., M.J. Mortimer, D.C. Barker, L.M. Debney, P.A. Good – 1044 Women with Migraine: The Effect of Environmental Stimuli – *Headache* 34:166-168 (1994)

Hebel, Steven K., ed – The Lawrence Review of Natural Products Monograph System – *Facts and Comparisons* St. Louis (VS) (1996)

Helm, J.E., C. Lokken, T.C. Myers – Migraine and Stress: A Daily Examination of Temporal Relationships in Women Migraineurs – *Headache* 37:553-558 (1997)

Heptinstall, S. et al – Extracts of feverfew may inhibit platelet behaviour via neutralization of sulphydryl groups – *J. Pharm. Pharmacol.* 39:459 (1987)

Ho, K.H., B.K. Ong, S.C. Lee – Headache and Self-assessed Depression Scores in Singapore University Undergraduates – *Headache* 37(1):26-30 (1997)

Hobbs, C. – The Modern Rediscovery of Feverfew – *National Headache Foundation Newsletter* winter 1990:10-11 (1990)

Holm, Jeffrey E. et al – Migraine and Stress: A Daily Examination of Temporal Relationships in Women Migraineurs – *Headache* 37:553-558 (1997)

Honkasalo, M.L., J. Kaprio, K. Heikkilä, M. Sillanpää, M. Koskenvuo – A population-based survey of headache and migraine in 22,809 adults – *Headache* 33:403-412 (1993)

Isler, Ho – Background to the Headaches: Historical Background – In: J. Olesen, P. Tfelt-Hansen, K.M.A. Welch, eds., *The Headaches* 1-8 – Raven Press, New York (1993)

Johnson, E.S. et al – Efficacy of Feverfew as Prophylactic Treatment of Migraine – British Journal of Medicine 291:569 (1985)

Johnson, Glenn D. – Medical Management of Migraine-Related Dizziness and Vertigo – *Laryngoscope* 108:1-28 (1998)

Kauppila, A., A. Kivel, A. Pakarinen, O. Vakkuri – Inverse seasonal relationship between melatonin and ovarian activity in humans in a region with a strong seasonal contrast in luminosity – Journal of Clinical Endocrinology and Metabolism 65:823-828 (1987)

Kudrow, L. – The Relationship of Headache Frequency to Hormone Use in Migraine – *Headache* 15:36-49 (1975)

Lance, J.W. – Headaches Related to Sexual Activity – *Journal of Neurological Neurosurgery and Psychiatry* 39:1226-1230 (1976)

Laya, M.B., E.B. Larson, S.H. Taplin, E. White – Effect of Estrogen Replacement Therapy on the Specificity and

Sensitivity of Screening Mammography – *Journal of National Cancer Inst* 88:643-669 (1996)

Legg, Randall F. et al – Cost Benefit of Sumatriptan to an Employer – *Journal of Occupational and Environmental Medicine* 39:652-658 (1997)

Leviton, A., B. Malvea, J.R. Graham – Vascular Diseases, Mortality, and Migraine in the Parents of Migraine Patients – *Neurology* 24:669-672 (1974)

Lichten, E.M., J.B. Lichten, A.J. Whitty, D. Pieper – The use of leuprolide acetate in the diagnosis and treatment of menstrual migraine: the role of artificially induced menopause – *Headache Quarterly* 6(4):313-317 (1995)

Lichten, E.M., J.B. Lichten, A.J. Whitty, D. Pieper – The Confirmation of a Biochemical Marker for Women's Migraine: The Depo-Estradiol Challenge Test – *Headache* 36:367-370 (1994)

Limouzin-Lamothe, M.A., N. Mairon, C.R.B. Joyce, M. De Gal – Quality of Life After the Menopause: Influence of Hormonal Replacement Therapy – *American Journal of Obstetrics and Gynecology* 170:618-624 (1994)

Lipton, R.B., W.F. Stewart – Migraine Epidemiology: Perspectives for the Primary Care Provider – *Headache Quarterly* S15-S21 (1997)

Lipton, R.B., W.F. Stewart, D. Simon – Medical Consultation for Migraine: Results From the American Migraine Study – *Headache* 38:87-96 (1998)

Lipton, R.B., W.F. Stewart, M. von Korff – Burden of Migraine: Societal Costs and Therapeutic Opportunities – *Neurology* 48(3):S4-S9 (1997)

Lipton, Richard B., W. F. Stewart – Prevalence and Impact of Migraine – *Neurologic Clinics* 15:1-11 (1997)

Lipton, Richard B., W. F. Stewart – Migraine Headaches: Epidemiology and Comorbidity – *Clinical Neuroscience* 5:2-9 (1998)

MacArthur, C., M. Lewis, E.G. Know – Health After Children – *British Journal of Obstetrics and Gynecology*

98:1193-1204 (1991)

MacGregor, E.A. – Hormone-Related Headaches – *Cephalalgia* 18:228-229 (1998)

MacGregor, E.A., H. Chia, R.C. Vohrah et al – Migraine and Menstruation: A Pilot Study – *Cephalalgia* 10(6):305-310 (1990)

Maggioni, F., C. Alessi, T. Maggino, G. Zanchin – Headache During Pregnancy – *Cephalalgia* 17(7):765-769 (1997)

Magos, A.L., M. Brincat, K.J. Zilkha, J.W.W. Studd – Serum Dopamine-beta- hydroxylase Activity in Menstrual Migraine – *Journal of Neurological Neurosurgery and Psychiatry* 48:328-331 (1985)

Main, Alan, M. et al – Photophobia and Phonophobia in Migraineurs Between Attacks – *Headache* 37:492-495 (1997)

Mannix, Usa K. et al – Alcohol, Smoking, and Caffeine Use Among Headache Patients – *Headache* 37:572-576 (1997)

Marcus, D.A., L. Scharff, D. Turk, L.M. Gourley – A Double-blind Provocative Study of Chocolate as a Trigger of Headache – *Cephalalgia* 17(8):855-862 (1997)

Marks, D.A., B.L. Ehrenberg – Migraine-related seizures in adults with epilepsy, with EEG correlation – *Neurology* 43:2476-2483 (1993)

Mauskop, A., B.T. Altura, R.Q. Cracco, B.M. Altura – Intravenous Magnesium Sulfate Relieves Acute Migraine In Patients With Low Serum ionized Magnesium Levels – *Neurology* 45(4):A379 (1995)

Mauskop, A., B.T. Altura, R.Q. Cracco, B.M. Altura – Intravenous Magnesium Sulfate Relieves Migraine Attacks in Patients with Low Serum ionized Magnesium Levels: a Pilot Study – *Clinical Science (Colch)* 89(6):633-636 (1995)

Mauskop, A., B.T. Altura, R.Q. Cracco, B.M. Altura – Intravenous Magnesium Sulfate Rapidly Alleviates Headaches of Various Types – *Headache* 36:154-160 (1996)

Mauskop, A., Burton M. Altura – Role of Magnesium in the

Pathogenesis and Treatment of Migraines – *Clinical Neuroscience* 5:24-27 (1998)

Mauskop, Alexander, Marietta Abrams Brill – *The Headache Alternative: A Neurologistic Guide to Drug-Free Relief* – Dell Trade Paperback, New York (1997)

Moskowitz, M.A – The Neurobiology Of Vascular Head Pain – *Ann. Neurol.* 16(2):157-168 (1984)

Mounstephen, A.H., R.K. Harrison – A Study of Migraine and its Effects in a Working Population – *Occupational Medicine* 45:311-317 (1995)

Murialdo, G., Fonzi, S., Costelli, P., Solinas, G.P., Parodi, C., Marabinas, S., Fanciullacci, M., Polleri, A – Urinary Melatonin Excretion Throughout The Ovarian Cycle In Menstrually Related Migraine – *Cephalalgia* 14(3):205-209 (1994)

Murray, S.C., K.N. Muse – Effective Treatment of Severe Menstrual Migraine Headaches with Gonadotropin-Releasing Hormone Agonist and "Add-Back" Therapy – *Fertil Steril* 67(2):390-393 (1997)

Mustafa, T., K.C. Srivastava – Ginger (Zingiber Officinale) in Migraine Headache – *Journal Ethnopharmacol.* 29:267-273 (1990)

Nagtegaal, J.E., M.G. Smits, A.C. Swart, G.A. Kerkhof, Y.G. van der Meer – Melatonin-Responsive Headache in Delayed Sleep Phase Syndrome: Preliminary Observations – *Headache* 38:303-307 (1998)

Nattero, G., G. Allais, C. De Lorenzo et al – Relevance of Prostaglandins in True Menstrual Migraine – *Headache* 29(4):233-238 (1989)

Neri, I., F. Granella, R. Nappi, G.C. Manzoni, F. Facchinetti, A.R. Genazzani – Characteristics of Headache at Menopause: A Clinico-Epidemiologic Study – *Maturitas* 17:31-37 (1993)

Newcomb, P.A., B.E. Storer – Postmenopausal Hormone Use and Risk of Large- Bowel Cancer – *Journal National Cancer Inst.* 87:1067-1071 (1995)

Newman, L.C., R.B. Lipton, C.L. Lay, S. Solomon – A Pilot Study of Oral Sumatriptan as Intermittent Prophylaxis of Menstruation-Related Migraine – *Neurology* 51:307-309 (1998)

Newton, K.M., A.Z. LaCroix, B. McKnight, R.H. Knopp, D.S. Siscovick, S.R. Heckbert et al – Estrogen Replacement Therapy and Prognosis After First Myocardial Infarction – *American Journal Epidemiol.* 145:269-277 (1997)

Norman, B., D. Panebianco, G.A. Block for the L-758,298 003 Study Group, West Point, PA, USA – A Placebo-Controlled, In-Clinic Study to Explore the Preliminary Safety and Efficacy of Intravenous L-758,298 (a Prodrug of the NK1 Receptor Antagonist L-754,030) in the Acute Treatment of Migraine – *Cephalalgia* 18:407 (1998)

O'Dea, J.P.K., E.H. Davis – Tamoxifen in the Treatment of Menstrual Migraine – *Neurology* 40(9):1470 (1990)

Oral Sumatriptan and Aspirin Plus Metoclopramide Comparative Study Group – A Study to Compare Oral Sumatriptan with Oral Aspirin Plus Oral Metoclopramide In The Acute Treatment of Migraine – *European Neurology* 32:177-184 (1992)

Ottman, R.O., R.B. Lipton – Comorbidity of Migraine and Epilepsy – *Neurology* 44:2105-2110 (1994)

Paganini-Hill, A – Estrogen Replacement Therapy and Stroke – *Progr. Cardiovasc. Dis.* 38:223-242 (1995)

Palva, T., A. Batista, P. Martins, A. Martins – The Relationship Between Headaches and Sleep Disturbances – *Headache* 35(10):590-596 (1995)

Palevitch, D. et al – Feverfew (Tanacetum parthenium) as a Prophylactic Treatment for Migraine: A Double-Blind Placebo-Controlled Study – *Phytotherapy Research* 11:508-511 (1997)

Paulson, G.W., H.L. Klawans – Benign Orgasmic Cephalgia – *Headache* 13:181- 187 (1974)

Peatfield, M.D – Relationships Between Food, Wine, and

Beer-Precipitated Migrainous Headaches – *Headache* 35:1355-157 (1995)

Peikert, A., C. Wilimzig, R. Khne-Volland – Prophylaxis of Migraine with Oral Magnesium: Results from a Prospective, Multi-center, Placebo-controlled and Double-blind Randomized Study – *Cephalalgia* 16(4):257-263 (1996)

Peng, A., W. Greenfield – A Precise Scientific Explanation of Acupuncture Mechanisms: Are We on the Threshold? – *Acupunct. Sci. Int. Journal* 1:28-29 (1990)

Peroutka, Stephen J – Dopamine and Migraine – *Neurology* 49:650-656 (1997)

Petitti, D.B., S. Sidney, J.A. Perlman – Increased Risk of Cholecystectomy in Users of Supplemental Estrogen – *Gastroenterol.* 94:91-95 (1988)

Pfaffenrath, V. et al – Magnesium in the Prophylaxis of Migraine – A Double- Blind Placebo-Controlled Study – *Cephalalgia* 16:436-440 (1996)

Phebus, L.A., K.W. Johnson, J.M. Zgombick, P.J. Gilbert, K. Vanbelle, V. Mancuso et al – Characterization of LY344864 as a Pharmacological Tool to Study 5HT1F Receptors – Binding Affinities, Brain Penetration and Activity in the Neurogenic Dural Inflammation Model of Migraine – *Life Science* 61:2117- 2126 (1997)

Piorecky, J., W.J. Becker, M.S. Rose – Effect of Chinook Winds on the Probability of Migraine Headache Occurrence – *Headache* 37:153-158 (1997)

Porter, M., G.C. Penner, D. Russen, E. Russen, A. Templeton – A Population Based Survey Of Women's Experience of the Menopause – *British Journal of Obstetrics Gynaecol.* 103:1025-1028 (1996)

Pradalier, A., J.M. Launay – Immunological Aspects of Migraine – *Biomed. Pharmacother.* 50(2):64-70 (1996)

Ramadan, N.M., H. Halvorson, A. Vande-Linde et al – Low Brain Magnesium in Migraine – *Headache* 29:416-419 (1989)

Rapoport, A.M., J.U. Adelman – Cost of Migraine Managment – *American Journal of Managed Care* 4:531-545 (1998)

Raps, E.C., J.O. Rogers, S.L. Galette et al – The Clinical Spectrum of Unruptured Intracranial Aneurysms – *Arch. Neurol.* 50:265-268 (1993)

Reid, R.L., S.S.C. Yen – Premenstrual Syndrome – *American Journal Obstet. Gynecol.* 139:85-104 (1981)

Resnick, S.M., E.J. Metter, A.B. Zonderman – Estrogen Replacement Therapy and Longitudinal Decline in Visual Memory: A Possible Protective Effect? – *Neurology* 49:1491-1497 (1997)

Robbins, L. – Precipitating Factors in Migraine: A Retrospective Review of 494 Patients – *Headache* 4:214-216 (1994)

Rooke, E.O. – Benign Exertional Headache – *Medical. Clin. North America* 53:801-808 (1968)

Rose, F. Clifford, M.O – Food and Headache – *Headache Quarterly, Current Treatment and Research* 8:319-329 (1997)

Sands, G.H., L. Newman, R. Lipton – Cough, Exertional, and Other Miscellaneous Headaches – *Med. Clin. North America* 75:733-743 (1991)

Sarchielli, P., M. Tognoloni, S. Russo, M.R. Vulcano, M. Feleppa, M. Mal, M. Sartori, V. Gallai – Variations in the Platelet Arginine/Nitric Oxide Pathway During the Ovarian Cycle in Females Affected by Menstrual Migraine – *Cephalalgia* 16(7):468-475 (1996)

Sargent, J., P. Solbach, H. Oamasio et al – A Comparison of Naproxen Sodium to Propanolol Hydrochloride and a Placebo Control for the Prophylaxis of Migraine Headache – *Headache* 25:320-324 (1985)

Scharff, L., O.A. Marcus, O.C. Turk – Maintenance of Effects in the Nonmedical Treatment of Headaches During Pregnancy – *Headache* 36(5):285-290 (1996)

Schoenen, J., J. Jacquy, M. Lenaerts – Effectiveness of High-Dose Riboflavin in Migraine Prophylaxis: A Randomized Controlled Trial – *Neurology* 50:466-470 (1998)

Schwartz, Brian S. et al – Epidemiology of Tension-Type Headache – *JAMA* 279:381-383 (1998)

Scott, A.K. – Dihydroergotamine: a Review of its Use in the Treatment of Migraine and Other Headaches – *Clin. Neuropharmacol.* 15:289-296 (1992)

Silberstein, S.O. – Comprehensive Management of Headache and Depression – *Cephalalgia* 18, supp. 21:50-55 (1998)

Silberstein, S.O. – Status Migrainosus – In: S. Gilman, G.W. Goldstein, S. G. Waxman, eds. *Neurobase* Arbor, La Jolla (VS) (1995)

Silberstein, S.O. – The Rise and Fall of Estrogen Levels – *Cephalalgia* 17:720 (1997)

Silberstein, S.D., R.B. Lipton – Headache Epidemiology: Emphasis on Migraine – *Neurologic Clinics* 14(2):421-434 (1996)

Silberstein, S.D., R.B. Lipton, P.J. Goadsby. *Headache in Clinical Practice* 1-7 – Isis Medical Media, Oxford (1998)

Silberstein, Stephen D. – Migraine Symptoms: Results of a Survey of Self- Reported Migraineurs – *Headache* 35:387-396 (1995)

Silbert, P.L., R.H. Edis, E.G. Stewart-Wynne, S.S. Gubbay – Benign Vascular Sexual Headache and Exertional Headache: Interrelationships and Long Term Prognosis – *J. Neurol. Neurosurg. Psychiatry* 54:417-421 (1991)

Smith, R. – Impact of Migraine on the Family – *Headache* 38:423-426 (1998)

Solbach, M.P., R.S. Waymer – Treatment of Menstruation-Associated Migraine Headache with Subcutaneous Sumatriptan – *Obstet. Gynecol.* 82(5):769-772 (1993)

Salomon, Glen D. – Circadian Rhythms and Migraine – *Cleveland Clinic Journal of Medicine* 59:326-329 (1992)

Salomon, Glen D. et al – Hypersensitivity to Substance P in the Etiology of Postlumbar Puncture Headache – *Headache* 35:25-28 (1995)

Salomon, G.D., A.F.B. Scott – Verapamil and Propanolol in Migraine Prophylaxis: A Double-Blind Crossover Study – *Headache* 26:325 (1986)

Salomon, G.D., J.G. Steel, L.J. Spaccavento – Verapamil Prophylaxis of Migraine: A Double Blind Placebo-Controlled Trial – *JAMA* 250:2500-2502 (1983)

Somerville, B.W – The Role of Estradiol Withdrawal in the Etiology of Menstrual Migraine – *Neurology* 22:355-365 (1972)

Spierings, Egilius L.H. et al – Psychophysical Precedents of Migraine in Relation to the Time of Onset of the Headache: The Migraine Time Line – *Headache* 37:217-220 (1997)

Spierings, Egilius L.H., Marie-Jose van Hoof – Fatigue and Sleep in Chronic Headache Sufferers: An Age-and Sex-Controlled Questionnaire Study – *Headache* 37:549-552 (1997)

Spierings, Egilius L.H., M. Sorbi, B.R. Haimowitz, B. Tellegen – Changes in Daily Hassles, Mood, and Sleep in the 2 Days Before a Migraine Headache – *The Clin. J. Pain.* 12(1):38-42 (1996)

Stang, P., J.T. Osterhaus – Impact of Migraine in the United States: Data from the National Health Interview Survey – *Headache* 33(1):29-35 (1993)

Stang, P., B. Sternfeld, S. Sidney – Migraine Headache in a Prepaid Health Plan: Ascertainment, Demographics, Physiological, and Behavioral Factors – *Headache* 36(2):69-76 (1996)

Stang, Paul E., Jane T. Osterhaus – Impact of Migraine in the United States: Data from the National Health Interview Survey – *Headache* 33:29-35 (1993)

Stein, G.S – Headaches in the First Postpartum Week and Their Relationship to Migraine – *Headache* 21:201-205 (1981)

Steiner, T.J., namens het Eletriptan Steering Committee – Efficacy, Safety, and Tolerability of Oral Eletriptan (40mg and 80mg) in the Acute Treatment of Migraine: Results of a Phase III Study – *Cephalalgia* 18:385 (1998)

Stewart, Walter F – Familial Risk of Migraine: A Population-Based Study – *Annals of Neurology* V 47:166-172 (1997)

Stewart, Walter et al – Comorbidity of Migraine and Panic Disorder – *Neurology* 44, supp. Y:S23-S27 (1994)

Stewart, W.F., R.B. Lipton, D.D. Celentano, M.L. Reed – Prevalence of Migraine Headache in the United States: Relation to Age, Income, Race, and Other Sociodemographic Factors – *JAMA* 267(1):64-69 (1992)

Stewart, W.F., R.B. Lipton, J. Liberman – Variation in Migraine Prevalence By Race – *Neurology* 47(1):52-59 (1996)

Stewart, W.F., R.B. Lipton, D. Simon – Work-Related Disability: Results from the American Migraine Study – *Cephalalgia* 16(4):231-238 (1996)

Stryker, J – Use of Hormones in Women Over 40 – *Clinics in Obstetrics and Gynecology* 20(1):155-164 (1977)

Teall, Judith et al – Rizatriptan (MAXALT) for the Acute Treatment of Migraine and Migraine Recurrence – *Headache* 38:281-287 (1998)

The International 311C90 Long-term Study Group – The Long-Term Tolerability and Efficacy of Oral Zolmitriptan (Zomig, 311C90) In the Acute Treatment of Migraine: An International Study – *Headache* 38:173-183 (1998)

The Writing Group for the PEPI Trial – Effects of Estrogen or Estrogen/Progestin Regimens on Heart Disease Risk Factors in Post-menopausal Women – *JAMA* 273:199-208 (1995)

Thomsen, L.L., J. Olesen – Nitric Oxide Theory of Migraine – *Clinical Neuroscience* 5:28-33 (1998)

Thorley, V. – Lactational Headache: A Lactation Consultant's Diary – *Journal Hum. Lact.* 13:51-53 (1997)

Tokola, R.A., P. Kangasneimi, P.J. Neuvonen, O. Tokola –

Tolfenamic Acid, Metoclopramide, Caffeine and Their Combinations in the Treatment of Migraine Attacks – *Cephalalgia* 4:253-263 (1984)

Ulett, G. – Scientific Acupuncture: Peripheral Electrical Stimulation for the Relief of Pain – Part I Basics, Part 11: Clinical Aspects. *Pain Manage.* 2:128-134, 185-189 (1989)

Vazquez-Barquero, A., F.J. Ibanez, S. Herrara et al – Isolated Headache as the Presenting Clinical Manifestation of Intracranial Tumor: A Prospective Study – *Cephalalgia* 14:270-272 (1994)

Verri, A.P. et al. – Psychiatric Comorbidity in Chronic Daily Headache – *Cephalalgia* 18, supp. 21:45-49 (1998)

Walach, H., Haeusler et al – Classical Homeopathic Treatment of Chronic Headaches – *Cephalalgia* 17:119-126 (1997)

Walsh, B.W., L.H. Kuller, R.A. Wild, S. Paul, M. Farmer, J.B. Lawrence, A. S. Shah, P.W. Anderson – Effects of Raloxifene on Serum Lipids and Coagulation Factors in Healthy Postmenopausal Women – *JAMA* 279(18):1445-1451 (1998)

Welch, K.M.A., G.L. Barkley, N. Tepley, N.M. Ramadan – Central Neurogenic Mechanisms of Migraine – *Neurology* 43, supp. 3:S21-25 (1993)

Wilson, J.R., B.H. Foresman, R.G. Gamber, T. Wright – Hyperbaric Oxygen in the Treatment of Migraine with Aura – *Headache* 38:112-115 (1998)

Yaffe, K., G. Sawaya, I. Lieberberg, D. Grady – Estrogen Therapy in Postmenopausal Women: Effects on Cognitive Function and Dementia – *JAMA* 279:688-695 (1998)

REGISTER

5HTP 14

A
aangeboren afwijkingen 50, 106
ACTH 151
acupunctuur 3, 105, 106, 145, 150, 151
adrenerge blokkers 114
adrenocorticotroof hormoon 151
Afrikaans-Amerikaanse vrouwen 2
alcohol 23, 72, 75, 83, 84, 157
allergie 43, 44
almotriptan 135
alternatieve behandelingen 145
amfetamine 23
amitriptyline 94, 110, 111, 114, 141
aneurysma 50, 51, 54
angiogram 54, 55
angst 154, 183
antibiotica 48, 51
 -resistentie 15, 48
anticonceptiva 17, 49, 87, 95, 98, 99, 124
antidepressiva 94, 110, 114, 141
antihistaminica 48, 110

aromatherapie 3, 145, 156
arterioveneuze misvorming 50
aspartaam 82
aspirine 22, 97, 108, 114, 131, 134, 163
atenolol 110, 139
atorvastatine 123
aura 8, 9, 14, 49, 51, 89, 99
avocado 71, 81

B
baclofen 144
bacteriën 15, 51
bananen 80
barbituraten 114
basilaire migraine 137
benigne intracraniale hypertensie 52, 53
benzine 78
benzodiazepinen 114
beroerte 9, 48, 99, 112, 123, 141, 148
Bètablokkers 110
bètablokkers 94, 111, 114, 139
bevalling 87, 104, 105, 113, 115
bier 83
biofeedback 105, 106, 149, 150
bloedstolsels 49, 112
bloedsuiker 23, 82

bloedvatafwijkingen 50, 54
bloedvergiftiging 24
bonen 80
borstvoeding 113, 114, 164
borstvoedingshoofdpijn 115
botproblemen 47, 123
bradycardie 140
brie 79
bromocriptine 95, 97
butalbital 97, 109
butorfanol 109, 132

C

cafeïne 22, 42, 58, 72, 79, 82, 96, 108, 114, 131, 134, 157
cafetaria's 85
calciumkanaalblokkers 111, 139
carbamazepine 114
cervicogene hoofdpijn 47
chemicaliën 72
Chinese restaurants 81, 85
chiropraxie 145, 147
chloorpromazine 110, 114
chocola 28, 79
chronisch paroxysmale hemicrania 25
citrusfruit 80
clonazepam 109
clonidine 140
clusterhoofdpijn 25
cocaïne 23
codeïne 91, 96, 97, 109, 132
cognitieve therapie 154
computertomografie 25
concentratiestoornissen 10, 11, 13, 92, 119
constipatie 10
ct-scan 25, 48, 55
cyproheptadine 110

D

depressiviteit 10, 27, 29, 73, 89, 139, 140, 141
desipramine 114
dexamethason 109
diagnose 37, 57
 -onderzoek 46, 53
 zwangerschap 112
diarree 10
diazepam 109, 144
diclofenac 114
digoxine 23
dihydro-ergotamine 93, 109, 134
diltiazem 111, 140
dimenhydrinaat 110, 164
divalproex 111
dorst 10
doxepine 110, 114, 141
drugs 23, 41, 42, 61, 169
duizeligheid 11, 13, 139, 140, 142

E

eetlust 10
elektrolyten 12
elektromyografische biofeedback 150
eletriptan 135
encefalitis 51, 52, 56
endorfinen 151
enkefalinen 151
erfelijkheid 16, 17, 38, 87, 143

ergotamine 23, 93, 96, 126, 134, 136, 143
ergotaminetartraat 109
essentiële hypertensie 24
etnische groepen 2

F

familie 181
fenazon 131
fenobarbital 109
fenoprofen 143
fenylefrine 131
fenytoïne 53
fluoxetine 23, 110, 114, 141
flurbiprofen 93, 111, 114, 134
formaldehyde 24
FSH 90
fysiotherapie 105, 106, 145, 146
fyto-oestrogenen 120

G

gabapentine 111
gedragstherapie 154
geleide visualisatie 153
gember 164
gemengde hoofdpijn 20, 134, 146
geslacht
　migraine 1, 17
　spanningshoofdpijn 19
geurgevoeligheid 9, 11, 12, 72, 77
gevoeligheid voor aanraking 11, 12
gevoeligheid voor geluid 9, 11, 12, 50, 72, 76
gevoelloosheid 9, 49
gewrichten 47, 106, 147, 149
gezinsleven 177, 180, 181
　kinderen 174, 178
　partners 172
gezinstherapie 181
gist 81
groente 80, 81

H

haloperidol C 110
Helicobacter pylori 15
hemiplegische migraine 137
hemorrhagisch cerebrovasculair accident 49
hersenbloeding 49
hersenen
　bloedtoevoer 13, 48, 126
　tumor 25, 49, 112, 178
herseninfarct 48
hersenschudding 22
hersentumor 25, 49, 53, 112, 178
hersenvliesontsteking 51
hoestgeïnduceerde hoofdpijn 24
hoge bloeddruk 24, 108, 111, 137, 139, 142
homeopathie 43
hoofdletsel 22, 53
hormonale migraine 88, 89, 91, 93, 94, 95, 96, 97, 104, 113, 119, 122, 125, 136
hormonale veranderingen 16, 87, 117
hormoonsubstitutietherapie 17, 87, 119, 120, 123, 124, 127

huwelijk 167, 172
hydrocodon 91
hydroxytryptamine 14
hypnose 145, 152
hysterectomie 97, 126

I

ibuprofen 20, 108, 111, 114, 133
ijshoofdpijn 25
ijspak 155
imipramine 114
indomethacine 24, 26, 53, 109
inspanningshoofdpijn 24
internet 176
ischemisch cerebrovasculair accident 48
isotretinoïne 53

K

kaas 28, 79
kamfer 23
ketoprofen 93, 109, 111, 133, 143
kinderen 174, 176, 178
kinine 131
knoflook 32, 80, 86
kooldioxide 23
koolmonoxide 23, 78
koolstofdisulfide 23
koolstoftetrachloride 23
koortshoofdpijn 23
koudebehandeling 155
koudegeïnduceerde hoofdpijn 25
kruiden 3, 43, 83, 85, 145, 159, 160, 163

Kudrow, Lee 98

L

leeftijd 1, 2, 19, 50
leefwijze 3, 38, 42, 145, 146, 157
leuprolideacetaat 96
LH 90
lichaamsbeweging 58, 145, 157, 158, 160, 168
licht 7
lichtflitsen 8, 41
lichtgevoeligheid 5, 11, 12, 19, 20, 41, 48, 50, 68, 72, 76
Lipton, Richard 6, 42
luchtdruk 74
lumbaalpunctie 56

M

maaltijden overslaan 72
magnesium 16, 93, 162, 163
magnetic resonance angiogram 55
magnetic resonance imagery 25
mannen 1, 16, 19, 24, 87, 170, 175
mao-remmer 137
Marcus, Dawn 79, 104
marihuana 23
massage 3, 105, 106, 145, 146, 148
masturbatie 158
Mauskop, Alexander 163
meclozine 110
mediche geschiedenis 37
medicijnen 129, 130, 132, 133, 136, 137, 138, 140, 141, 142,

143, 144, 145, 146, 148, 154, 159, 160
overgang 119, 120, 121, 122, 124, 125, 129
preventieve 138
zwangerschap 105, 107, 108
medicijngeïnduceerde hoofdpijn 21
medicijntrouw 44, 45
medische geschiedenis 35
meditatie 153
medroxyprogesteron 120
mefenaminezuur 143
mefenoxalon 144
melatonine 92, 164
meningitis 51
menopauze 96, 97, 118, 126, 127
menstruatie 16, 29, 38, 39, 53, 67, 81, 84, 87, 88, 90, 91, 94, 104, 118, 120
meperidine 91, 109
methadon 109
methylalcohol 24
methysergide 111, 114, 142
metoclopramide 114, 134
metoclopramide B 110
metoprolol 110, 139
migrainedagboek 3, 11, 69, 75, 79, 83, 84
migrainedieet 84
miskraam 143
misselijkheid 11, 19, 20, 41, 45, 48, 88, 92, 110, 129
moclobemide 137
moederkruid 160, 163

morfine 91, 109
mottenballen 77
mri-scan 25, 48, 53, 54, 142

N

nadolol 110, 139
naftaleen 24, 77
nalidininezuur 53
naproxen 93, 94, 111, 133, 134, 143
naratriptan 109, 135, 136
narcotische pijnstillers 109, 114, 133
natriumglutamaat 81
natuurlijke geneesmiddelen 158, 159, 161, 163
nefazodon 111, 142
nek 46, 51, 144, 146, 147, 156
neuroleptica 110
neuroloog 22, 35, 62
neurotransmitters 14, 89, 136, 139, 151, 162, 165
nicardipine 140
nicotine 24, 78
niet-herkende migraine 6
niet-hormonale migraine 89, 93, 94, 104
niet-medicamenteuze behandeling 106, 145
niet-steroïdale ontstekingsremmers 93, 133
nifedipine 111, 140
nitraten en nitrieten 81, 86
nitrofurantoïne 53
nitroglycerine 23
noradrenaline 141, 142

nortriptyline 110, 114, 141, 142
noten 80
nsaid's 133, 143

O

oestradiol 120, 121
oestrogeen 90
  anticonceptiva 95
  effecten 91
  hormoonsubstitutietherapie 120, 121, 122, 123, 124
  menstruatiecyclus 87, 89, 90, 91, 92
  zwangerschap 104, 113
oestrogeenpleisters 121
olijven 81, 86
onderzoek 46
ongearticuleerd spreken 9
onscherp zien 9
ontspanningstherapie 106, 152
ontstekingsremmers 26, 93, 94, 111, 114, 133, 143
ontstoppingsmiddelen 48
oordoppen 12
oorzaken van migraine 13
opleiding 2
orfenadrine 144
osteopathie 149
overgang 38, 87, 117, 119, 120, 122, 125, 126, 127, 142, 163
  medicijnen 119, 120, 121, 122, 123, 124, 126, 129
overgeven 11
oxycodon 91
oxytocine 115

P

paracetamol 20, 22, 94, 108, 114, 131, 136
paresthesie 9
parfum 68, 77
paroxetine 110, 114, 141
pesticiden 24, 77
petroleum 24
pijnappelklier 164
pijnstillers 7, 22, 43, 60, 83, 108, 109, 114, 130, 131, 132, 133, 134, 136, 183
pinda's 80
pms 29, 88, 96
prednison 109, 114
premenstrueel syndroom 29, 88
preventieve medicijnen 138
prochloorperazine 110, 114
prodroom 9, 10
progestagenen 120, 123, 124, 127
progesteron 90, 92, 104, 120
propanolol 110, 138, 139
propoxyfeen 109
propyfenazon 131
protriptyline 110, 114
Prozac 114, 141
pseudotumor cerebri 52
psychotherapie 27, 154, 181

R

rebound-hoofdpijn 132, 183
reisziekte 164
reizen 72

restaurants 80, 81
riboflavine 161
rizatriptan 93, 109, 135, 136, 138
roken 42, 58, 72, 78, 99, 157
ruggenmergvocht 50, 52, 56

S

Saadah, Hanna 183
schitteringen 76
schoonmaakmiddelen 77
scotoom 8
seksgeïnduceerde hoofdpijn 25
seksualiteit 25, 73, 118, 142, 158, 173
serotonin selective reuptake inhibitor 141
serotonine 91, 136, 141, 151, 164
sertraline 110, 114, 141
sick sinus syndrome 140
sigaretten 78, 182
Silberstein, Stephen D. 96
simvastatine 123
sinushoofdpijn 6, 48
sinusitis 48, 112
slaapapnoe 56, 74
slaapgebrek 72
slaaponderzoek 56
slaapstoornissen 139, 164, 165
snackbars 85
soja 80, 81
Somerville, B.W. 90
spanningshoofdpijn 18, 19, 21, 47, 134, 146, 150, 165
spanningsvaathoofdpijn 21
specialist 35
spierontspanners 63, 144
spijsvertering 11
sprookjes over migraine 26
SSRI'S 110, 141
steungroepen 176
stikstofoxiden 24
stofwisselingsstoornissen 23
stress 16, 18, 67, 72, 146, 154, 157, 182
stroboscopisch licht 76
sulfieten 82, 83
sulfonamiden 53
sumatriptan 21, 93, 97, 109, 114, 117, 126, 135, 136, 153

T

tai chi 158
tamoxifen 96
temporele arteriële biofeedback 149
temporomandibulaire gewrichten 47
temporomandibulaire hoofdpijn 47
tetracyclinen 53
thermale biofeedback 149
thiamine 131
tia 49
timolol 110, 139
tizanidine 144
tl-verlichting 68, 76
tolfenamine 143
tramadol 132

transient ischemic attack 49
tricyclische antidepressiva 94, 110, 114, 141
triggers 67, 68, 71, 76, 77, 84, 86, 87
triptanen 109, 126, 135, 136, 137, 138, 143
tryptamine 14
tuinbonen 80

U

uien 80, 86
uitdroging 23, 67, 74, 107

V

vasculitis 112
ve-tsin 81, 85, 86
venlafaxine 111, 114, 142
verapamil 97, 111, 140
vergiften 23
verlamming 49
vermoeidheid 88, 139, 148
verzekering 138, 147
vijgen 81
vitamine A 53
vitamine B2 161
vitamine B6 110
vitamine C 131
vitaminen 145, 160
vliegen 74
voeding
  maaltijden overslaan 82
  migrainepreventie 84
  migrainetriggers 79
  uit eten 85

voedingsmiddelen 72
voedseladditieven 72, 81

W

warmtebehandeling 155
waterstofdisulfide 23
weekeindmigraine 30
weersveranderingen 72
werk 167
werkgever 169, 170
wierook 78
wijn 28, 68, 71, 82

Y

yoga 158

Z

zelftest 63
zolmitriptan 93, 109, 135
zuurstof 23, 57
zuurwaren 81
zwangerschap 38, 41, 53, 87, 101, 140, 143, 147, 164
  complicaties 112
  kinderwens 102
  medicijnen 105, 107, 108

OVER DE AUTEUR

Christina Peterson volgde eerst een opleiding in de gezondheidszorg en werkte zeven jaar als intensive care-verpleegkundige in het zuiden van Californië terwijl ze haar premedische studie aan de UCLA en de California State University in Long Beach voltooide. Ze deed de medische opleiding aan de University of Southern California en studeerde af in 1982, waarna ze stage liep aan het Huntington Memorial Hospital in Pasadena. Ze volgde haar neurologische opleiding aan de Oregon Health Sciences University in Portland.

Christina Peterson voerde dertien jaar praktijk als neuroloog in Portland en is momenteel medisch directeur van The Oregon Headache Clinic in Oregon City en zet haar diagnostische kennis samen met haar patiënten in om traditionele en alternatieve behandelingsmethoden te zoeken in een omgeving waarin de patiënt centraal staat. Christina Peterson is actief in medische genootschappen in Oregon. Ze is ook lid van de National Headache Foundation, The American Association for the Study of Headache en de International Headache Society. Ze geeft regelmatig lezingen over migraine en andere hoofdpijnen.

Van de drie mensen die aan migraine lijden, zijn er twee vrouw. Factoren zoals hormonen, leefwijze en erfelijkheid hebben alle grote invloed op deze onvoorspelbare en moeilijk te behandelen ziekte.

Dit boek biedt praktische adviezen die speciaal op vrouwen zijn gericht en bevat een grote hoeveelheid kennis die vrouwen kan helpen hun migraine te begrijpen en behandelingen te vinden die verlichting kunnen brengen. De verschillende medicijnen tegen migraine worden besproken, evenals methoden als fysiotherapie, maar ook alternatieve geneeswijzen als acupunctuur en kruidentherapie worden kritisch tegen het licht gehouden.